WORKPLACE WELLNESS

活力健康365

2025

职场行动修炼手册

上海科学技术出版社

2025////

1

January

免疫提升

唤/醒/身/体/
自/愈/力

日	一	二	三	四	五	六
			1	2	3	4
5	6	7	8	9	10	11
12	13	14	15	16	17	18
19	20	21	22	23	24	25
26	27	28	29	30	31	

MMUNITY

唤醒身体自愈力 ^0^

【免疫提升】

1月 2025

星期一	星期二	星期三
		1 元旦
6 初七	7 腊八节	8 初九
13 十四	14 十五	15 十六
20 大寒	21 廿二	22 廿三
27 廿八	28 除夕	29 春节

星期四	星期五	星期六	星期天
2 初三	3 初四	4 初五	5 小寒
9 初十	10 十一	11 十二	12 十三
16 十七	17 十八	18 十九	19 二十
23 廿四	24 廿五	25 廿六	26 廿七
30 初二	31 初三		

2025

1月

【本月记事】

1

2

3

4

5

6

7

【本月记事】

1月

01

农历腊月初二 甲辰年 [龙]

一月一日 **元旦**

你好，“2025”！
新年到，宜立 Flag！

今年，试着成为 **更好的自己** 吧！
开启运动模式，向健康体重 say Hi ~
吃得更科学营养，睡得更香甜安稳。
努力做情绪的主人，每天幸福多一点！
新的一年，一起 **加油「鸭」**！

2025/01/02 星期四 January

1月

02

农历腊月初三 甲辰年 [龙]

一月二日

你的免疫力还好吗？ 1 分钟自测！

□ 经常感冒

□ 经常感到疲惫

□ 睡眠质量差，易失眠

□ 肠胃功能不好，易腹泻

□ 伤口愈合能力差

如果你符合以上任何一条，那你要考虑提升免疫力了！

身体健康，才能活力满满哦！

2025/01/03 星期五 January

1月

03

农历腊月初四 甲辰年 [龙]

一月三日

一个明确的目标，是成功的开始！

自测完，给自己定一个小目标吧！为免疫力加足 buff，开启元气满满的健康活力年吧！

这个月，我会和这些烦恼说 byebye：

我的精力提升目标

1

2

3

2025/01/04 星期六 January

1月

04

农历腊月初五 甲辰年 [龙]

一月四日

明确的「行动规划」是达成目标的关键!

我的免疫力“**充电**”计划:

1. 每天吃 ____ 克蔬菜(参考值:300 ~ 500 克)
2. 每周至少进行 ____ 分钟运动(参考值:150 分钟)
3. 每天睡足 ____ 小时(参考值:7 个小时)
4. 其他计划 ____________________

____

____

2025/01/05 星期天 January

1月

05

农历腊月初六 甲辰年 [龙]

一月五日 **小寒**

今天试一试早睡晚起！

冬季早睡晚起有利于阳气潜藏、阴精蓄积，还可在一定程度上避免低温对人体侵袭引发的呼吸系统和心脑血管疾病，充足的睡眠有助于增强人体免疫功能。**11 点前睡觉** 会让身体得到更充分的修复，今天开始，试试早睡晚起吧！

2025/01/06 星期一 January

1月

06

农历腊月初七 甲辰年 [龙]

一月六日

多吃蔬果，提升免疫力。

新鲜蔬果富含维生素和矿物质，对免疫系统的发育、正常免疫功能的维持及**提高抗感染能力**有不可忽视的作用。《中国居民膳食指南（2022）》建议：成年人每天摄入蔬菜300～500克，新鲜水果200～350克。

本周挑战 每天吃蔬菜**300～500**克。

扫码进入小程序，饮食快速打卡→

AI活力

2025/01/07 星期二 January

1月

07

农历腊月初八 甲辰年 [龙]

一月七日 **腊八节**

提高免疫力，蛋白质是关键。

不管是细胞免疫，还是分子免疫，构成成分主要是蛋白质和一些微量营养素。增加优质蛋白质的摄入，对于提高免疫力非常关键！

久坐少动的人群每天 **最低** 蛋白质摄入量：

0.8 克 × 体重（千克）

今天，你的蛋白质摄入量达标了吗？

2025/01/08 星期三 January

1月

08

农历腊月初九 甲辰年 [龙]

一月八日

饮食清淡些，更健康！

高盐饮食会诱发自身免疫和炎症反应，减少饮食中的钠离子摄入能够显著降低高血压等疾病的发生率。

建议成年人每天的盐摄入量为 1.5 ～ 2.3 克即可，最高不超过 5 克。此外，还要注意来自加工食品中的“**隐形盐**”！

2025/01/09 星期四 January

1月

09

农历腊月初十 甲辰年 [龙]

一月九日

适量控糖，远离炎症侵扰！

对于许多人来说，甜食是一种无法抗拒的诱惑。但你知道吗？糖分摄入过多不仅会让我们面临肥胖的风险，还可能成为慢性炎症的诱因。这是因为当血液中的糖分与蛋白质、脂肪结合，会生成一些有害化合物，积累过多便会引发炎症反应。

学会 **适度享受** 甜食吧！控制糖分，守护健康。

成人每天糖摄入量不应超过 50 克，最好控制在 25 克以下。

2025/01/10 星期五 January

1月

10

农历腊月十一 甲辰年 [龙]

一月十日

咖啡+牛奶，抗炎效果或能翻倍！

每天靠咖啡“续命”的打工人，你是不是没想到？

咖啡富含具有抗氧化和抗炎特性的多酚，可减少人体的氧化应激反应；牛奶里含有蛋白质。研究发现，用多酚和氨基酸（蛋白质的组成部分）组合处理的免疫细胞对抗炎症的效果，是只用多酚的**两倍**。因此，喝咖啡时加点奶，抗炎效果或能翻倍哦！

2025/01/11 星期六

January

1月

11

农历腊月十二 甲辰年 [龙]

一月十一日

脂肪也能调节免疫力？

脂肪也有调节免疫功能的作用，前提是分清“好脂肪”和“坏脂肪”！

“好脂肪”如不饱和脂肪酸和 ω-6 脂肪酸等，有助于抵抗感染和疾病；“坏脂肪”如反式脂肪酸和动物性饱和脂肪酸，会损害健康。

如果你的日常饮食中含有**足量**坚果类、种子类、鱼类和绿叶菜，就不需要额外补充脂肪。

2025/01/12 星期天

January

1月

12

农历腊月十三 甲辰年［龙］

一月十二日

美好的一周结束啦！

周末好好放松一下吧！

本周我做到了 ____________________

____

____

扫码进入小程序，

更新身体数据→

AI活力

2025/01/13 星期一 January

1月

13

农历腊月十四 甲辰年 [龙]

一月十三日

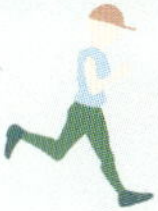

规律运动，激活免疫细胞！

规律地进行**中等强度**运动，可以很好地提高身体免疫细胞的**活性**，让身体更好，更少生病。

每周 3 ~ 5 次，每次 30 ~ 45 分钟的中等强度有氧运动，如**骑车、跳舞**等，可以增强人体抵御感冒的能力。

本周挑战 每天进行 **30** 分钟中等强度有氧运动。

扫码进入小程序，
每日运动打卡→

AI 活力

2025/01/14 星期二 January

1月

14

农历腊月十五 甲辰年 [龙]

一月十四日

运动，提高免疫力最有效的方法。

即使是一次性的中等强度运动，也能激发免疫活力；长期坚持效果更佳。但要注意**控制运动的强度**，大强度（尤其是> 80%最大吸氧量或最大心率）或超长时间的运动，反而会削弱免疫力，使人陷入易被感染的状态。

2025/01/15 星期三 January

1月

15

农历腊月十六 甲辰年［龙］

一月十五日

提升免疫力，为什么推荐有氧运动？

做有氧运动时，心跳加速、血管扩张有利于粒细胞清除病毒和细菌；肌肉收缩产生高温，抑制细菌增殖；血液循环加速，增加免疫细胞活性。

想提升免疫力，**每周 150 分钟** 有氧运动做起来吧！

2025/01/16 星期四 January

1月

16

农历腊月十七 甲辰年 [龙]

一月十六日

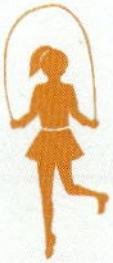

跟着这份有氧运动计划，开练！

类型：快走、慢跑、骑车、有氧操

频率：3 ～ 5 天 / 周

时间：30 ～ 50 分钟

强度：中等强度

注：心率控制在（220- 年龄 - 静息心率）×（40 ～ 60）% + 静息心率范围内；或让身体处在有点累，可以说话但唱不了歌的状态。

总量：150 分钟 / 周

时间每周进阶 10%，直至满 300 分钟。

跟着这套运动计划，根据自己的情况，**行动**起来吧！

2025/01/17 星期五 January

1月

17

农历腊月十八 甲辰年 [龙]

一月十七日

“上班族”没时间运动，如何提升免疫力？

别担心，小动作也有**大效果**！工作间隙，每过1个小时站起来去喝杯水，舒缓疲劳；午饭前，爬爬楼梯或快步走远点吃饭；上下班路上，骑行或者步行；周末更别错过，约上朋友去健身！

2025/01/18 星期六 January

1月

18

农历腊月十九 甲辰年 [龙]

一月十八日

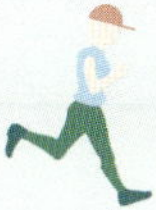

户外慢跑，预防流感的好方式。

周末，去户外慢跑吧！户外运动可以呼吸**新鲜空气**和晒到**阳光**，有助于抑制压力带来的免疫降低反应，而且还能避免室内公共场合人流密集、病菌较多的问题。

建议每次半小时左右，以**微微出汗**为宜！

1月

19

农历腊月二十 甲辰年 [龙]

一月十九日

美好的一周结束啦，

运动累了就好好休息吧！

本周我做到了 ______________________________

____

____

扫码进入小程序，

更新身体数据→

AI活力

2025/01/20 星期一 January

1月

20

农历腊月廿一 甲辰年 [龙]

一月二十日 **大寒**

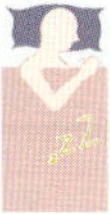

今日延长睡眠时间吧！

大寒前后是一年里最冷的时节，要重视阳气的收藏。此时，适当延长睡眠时间是养生的好方法，充足的睡眠有助于身体恢复和养护。冬季，人体新陈代谢减缓，身体需要 **更多的休息** 来恢复体力。

适当延长睡眠时间可以帮助调整生物钟，提高睡眠质量，增强免疫力，预防感冒等疾病侵扰。

本周挑战 每天睡足 **7** 个小时。

2025/01/21 星期二 January

1月

21

农历腊月廿二 甲辰年［龙］

一月二十一日

睡饱了才能增强免疫力！

充足的睡眠会使人体产生胞壁酸，促进人体白细胞的产生，从而促使巨噬细胞活跃，使得人体免疫功能得以增强，帮助我们**预防**细菌与病毒的入侵。

反之会导致免疫力减退，导致感冒的概率增加。

1月

22

农历腊月廿三 甲辰年 [龙]

一月二十二日

优质睡眠，增强疫苗保护作用。

研究发现：若接种疫苗前后睡眠不足 6 个小时，抗体滴度与接种后 2 个月相似！

最大程度地**优化睡眠质量**，可以让疫苗尽可能发挥更强的保护作用。

让我们避免主动熬夜，珍惜每一刻的睡眠时间吧！

2025/01/23 星期四 January

1月

23

农历腊月廿四 甲辰年 [龙]

一月二十三日

拒绝熬夜，拯救免疫细胞活力。

良好的睡眠可以使两种淋巴细胞明显地上升，熬夜会破坏免疫细胞活力，经常熬夜是**最伤免疫力**的行为之一。每天要保证睡眠充足，成年人 7 ~ 8 个小时的充足睡眠，儿童 10 ~ 12 个小时的睡眠。

1月

24

农历腊月廿五 甲辰年［龙］

免疫力也有生物钟？

你知道吗？在白天，人体的免疫力会增强，而在夜晚，人体抗感染的能力会减弱。也就是说，免疫系统并非24小时一直处于“开机”状态，尤其当你熬夜或长期过着“007”的生活时，免疫力更有可能**不在线**。

今晚**早点睡**吧！

2025/01/25 星期六 January

1月

25

农历腊月廿六 甲辰年［龙］

一月二十五日

放弃熬夜，从今天开始！

每晚睡眠时间少于 5 个小时的人，比每晚睡 7 ~ 8 个小时的人，被流感病毒感染的概率要高 82% 。

今晚，让我们放弃追剧、打游戏到凌晨的生活吧，用睡眠给免疫力“充个电”！

2025/01/26 星期天

January

1月

26

农历腊月廿七 甲辰年［龙］

一月二十六日

美好的一周结束啦，本周的睡眠足够吗？

记录一下自己的身体情况吧！

周末好好放松一下吧！

本周我做到了 ______________________________

____

____

扫码进入小程序，
更新身体数据→

AI活力

2025/01/27 星期一 January

1月

27

农历腊月廿八 甲辰年 [龙]

一月二十七日

心情愉悦，免疫加分。

保持愉快的心情可以促使人体内分泌系统正常运作，增加免疫细胞的数量和活性，从而**提高免疫力**。平时可以通过听自己喜欢的音乐、看有趣的影片等方式改善自己的情绪状态哦！

本周挑战 睡前做 5～10 分钟冥想。

2025/01/28 星期二 January

1月

28

农历腊月廿九 甲辰年 [龙]

一月二十八日 **除夕**

人越快乐，免疫力越高。

在这个欢庆的日子里，守夜、家庭聚会、与朋友一起娱乐都使新年的夜色变得特别，让人不舍得睡觉。你有没有熬夜的计划？睡眠不足会削弱你免疫系统的功能，尽量 **不要熬夜** 哦！如果实在需要熬夜，也要通过合理饮食、补觉、锻炼等方法，尽可能把伤害降到最低。

2025/01/29 星期三 January

1月

29

农历正月初一 乙巳年 [蛇]

一月二十九日 **春节**

新春快乐！

蛇年第一天，做一些让**心情飞扬**的事吧！

走亲访友拜年、品尝美食……这些快乐又温馨的事情不仅能增进亲情、友情，还能使**身体健康**，增强免疫力。

让我们用满腔的热情和欢笑来迎接这个崭新的日子，让每一天都充满阳光与希望！

2025/01/30 星期四 January

1月

30

农历正月初二 乙巳年 [蛇]

一月三十日

春节狂欢不忘健康，守护免疫力过大年！

春节期间，狂欢聚会、熬夜嗨歌、快乐吃吃吃，是你的常态吗？虽然很爽，但打乱生活节奏易造成免疫力下降。

提醒朋友们：

即使是假期，也要努力**保持健康的生活方式**哦！

2025/01/31 星期五 January

1月

31

农历正月初三 乙巳年［蛇］

一月三十一日

2025 的第一个月结束啦！
还记得你月初立下的「Flag」吗？

你的生活方式、身心状态有什么变化？
做个小小的复盘吧！
新的一年，祝大家都有健康的开始！

本月我做到了：

- ✓ ________________
- ✓ ________________
- ✓ ________________
- ✓ ________________

2025////

2

February

减脂减重

抵/御/肥/胖/
我/可/以

日	一	二	三	四	五	六
						1
2	3	4	5	6	7	8
9	10	11	12	13	14	15
16	17	18	19	20	21	22
23	24	25	26	27	28	

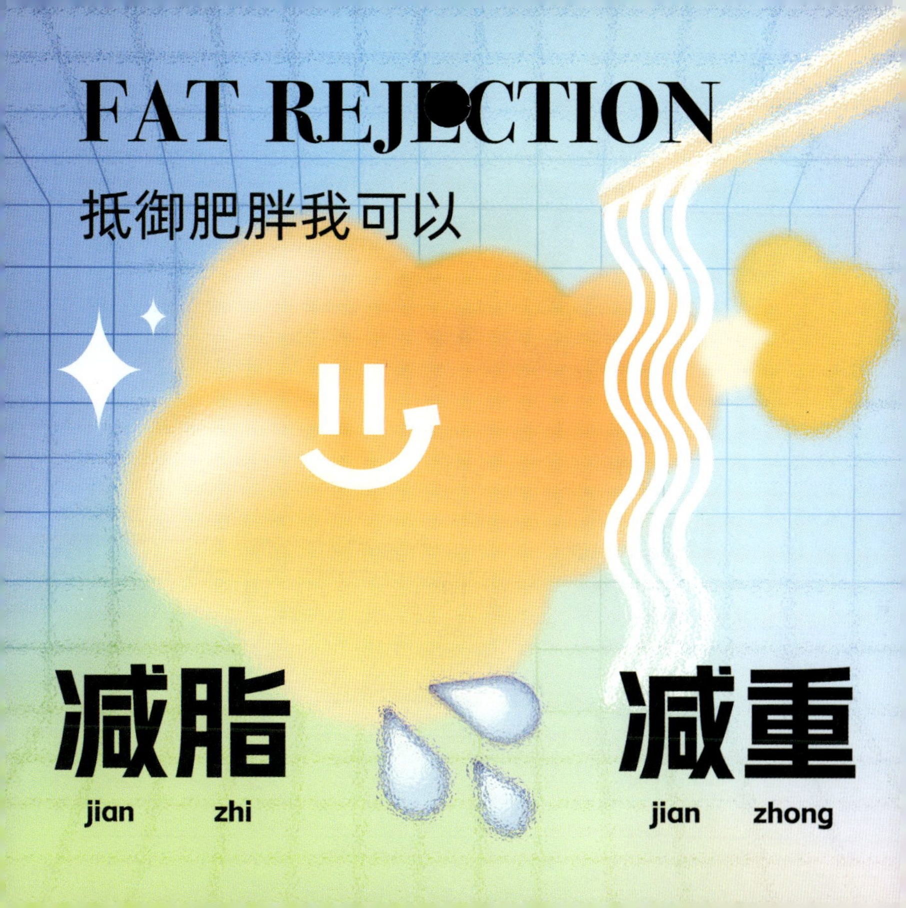
FAT REJECTION
抵御肥胖我可以
减脂
jian zhi
减重
jian zhong

2月 2025

星期一	星期二	星期三
3 立春	4 初七	5 初八
10 十三	11 十四	12 元宵节
17 二十	18 雨水	19 廿二
24 廿七	25 廿八	26 廿九

星期四	星期五	星期六	星期天
		1 初四	2 初五
6 初九	7 初十	8 十一	9 十二
13 十六	14 情人节	15 十八	16 十九
20 廿三	21 廿四	22 廿五	23 廿六
27 三十	28 二月		

2025

2月

【本月记事】

1

2

3

4

5

6

7

【本月记事】

2025/02/01 星期六 February

2月

01

农历正月初四 乙巳年［蛇］

二月一日

FAT REJECTION

你，每逢佳节“胖三斤”了吗？

经过几日的美食“攻势”

这个春节你胖几斤啦？

小肚腩已经悄悄出来？

体重也正“蹭蹭”地上涨？

一到节日就管不住嘴？

一到放假就想宅家不动？

2 月，让我们**抵御**肥胖，跟“肥宅”说 byebye！

2025/02/02 星期天 February

2月

02

农历正月初五 乙巳年［蛇］

二月二日

怎么判断自己胖不胖？一个公式来评估！

体重指数 BMI 是国际上常用的衡量人体胖瘦程度及是否健康的标准：

BMI= 体重（千克）÷ 身高（米）^{2}

大致可以这样判断：

BMI ≥ 24 为超重，BMI ≥ 28 为肥胖。

2025/02/03 星期一 February

2月

03

农历正月初六 乙巳年［蛇］

二月三日 **立春**

你该减脂还是该增肌？体脂率是关键！

体脂率：身体脂肪重量占总体重的百分比。

根据美国运动医学会指导数据，以 30 ~ 39 岁人群为例：

男性一般在 14.8% ~ 18.6%

女性一般在 21% ~ 25%

注：体脂率会根据年龄、身体活动水平等因素有所变化。

不妨给自己准备个 **体脂秤** 吧！

2025/02/04 星期二 February

2月

04

农历正月初七 乙巳年［蛇］

二月四日 **世界抗癌日**

脂肪都长在哪？看看腰臀比吧！

腰臀比 = 腰围（厘米）/ 臀围（厘米）

健康男性：腰臀比 < 0.9

健康女性：腰臀比 < 0.8

腹型肥胖是慢性疾病的“温床”，**健康减脂**，从每天测量腰臀比开始吧！

2025/02/05 星期三 February

2月

05

农历正月初八 乙巳年［蛇］

二月五日

现在你对自己的身体有基本了解了吗？

如果你的数据已超标，是时候定一个减脂目标了！

我的减脂减重目标

1

2

3

扫码进入小程序，
记录体重→

AI活力

2025/02/06 星期四

February

2月

06

农历正月初九 乙巳年［蛇］

二月六日

盲目行动只会让减肥过程不断重复，最终回到原点。想要成功，要有明确的计划哦！

我的减脂减重计划：

1. 用“餐盘四分法”控制饮食
2. 一天减少 _____ 热量（参考值：500 千卡 /2 092 千焦）
3. 每周至少运动 _____ 分钟（参考值：150 分钟）
4. 其他计划 ______________________________

____

____

2025/02/07 星期五 February

2月

07

农历正月初十 乙巳年［蛇］

二月七日

? 为什么我们一定要减肥?

肥胖，不仅影响外貌，更给身体带来健康隐患。多项研究显示，有超过 **200 种** 疾病与肥胖有关！

肥胖会导致心血管疾病、2 型糖尿病、呼吸系统疾病、骨骼相关疾病、癌症、代谢综合征等！

2025/02/08 星期六 February

2月

08

农历正月十一 乙巳年 [蛇]

二月八日

一周减重多少比较合适?

根据美国运动医学会(ACSM)建议，在身体超重的情况下，每周减重 0.5 ~ 1 千克比较**安全**。

2025/02/09 星期天 February

2月

09

农历正月十二 乙巳年［蛇］

二月九日

减脂的关键：热量平衡！

当消耗量大于摄入量时，就会消耗体内脂肪转化的能量，从而达到减肥的效果。美国运动医学会指出：每天只要多消耗 500 千卡，每周就能减去脂肪 500 克。

切记： 不能只控制饮食而不运动哦！

注：1 卡≈ 4.18 焦

2025/02/10 星期一 February

2月

10

农历正月十三 乙巳年 [蛇]

二月十日

减脂神助攻：餐盘四分法。

吃饭前，将要吃的食物放在一个盘子里，

按比例配餐：1/4 主食 +1/4 蛋白质 +1/2 蔬菜。

健康又简单，也不会超量进食！

本周挑战 用“餐盘四分法”控制饮食。

扫码进入小程序，
饮食快速打卡→

AI活力

2月

11

农历正月十四 乙巳年 [蛇]

二月十一日

在外吃饭涮掉油!

一天三顿点外卖，是你工作日的标配吗?

在饭店或者吃外卖的时候准备一碗水或汤，菜品过水可以涮掉**多余**的油脂、盐和糖，保留食物本身原始的口感和营养，健康又减脂!

2025/02/12 星期三 February

2月

12

农历正月十五 乙巳年 [蛇]

二月十二日 **元宵节**

元宵节快乐，汤圆好吃也不要贪多哦！

汤圆最健康的吃法是 **浅尝辄止** ，建议选择低糖、低脂的口味，最好在早餐或者运动后吃，搭配蔬菜一起吃可以减少血糖波动，缓解脂肪堆积。

健康吃汤圆，你做到了吗？

2025/02/13 星期四 February

2月

13

农历正月十六 乙巳年［蛇］

二月十三日

多喝水有助于减肥！

因为多喝水可以提升代谢，促进脂肪燃烧；同时还可以抑制食欲，增加饱腹感。

建议每天的 **喝水量** = 体重（千克）× 35 毫升

今天，你的喝水量达标了吗？

2025/02/14 星期五 February

2月

14

农历正月十七 乙巳年 [蛇]

二月十四日 **情人节**

想要减少热量摄入，应该如何控制饮食？

每餐吃五到七分饱。**优先**选择蔬菜、水果和瘦肉，减少高糖和高脂食品的摄入。

今天是情人节，和你的 TA 一起愉快又健康地享受美食吧！

2025/02/15　星期六　February

2月

15

农历正月十八　乙巳年［蛇］

二月十五日

聚餐这样吃，赶走减肥路上的“绊脚石”！

记住进食 **顺序**，吃好不怕胖！

先吃蔬菜，再吃蛋白质，最后吃碳水化合物；肉汤吃瘦肉不喝汤；餐后果盘能不吃就不吃了吧！

2025/02/16 星期天 February

2月

16

农历正月十九 乙巳年 [蛇]

二月十六日

二月过半，你的减脂减重计划进行得顺利吗？

偶尔放肆吃一顿也没关系哦！

本周我做到了 ________________

____

____

扫码进入小程序，

更新身体数据→

2025/02/17 星期一 February

2月

17

农历正月二十 乙巳年 [蛇]

二月十七日

运动减肥，每周应该运动多久？

世界卫生组织（WHO）最新身体活动指南：成年人每周至少进行 150 分钟中等强度的**有氧运动**，或 75 ～ 150 分钟较高强度的有氧运动，或两种强度有氧运动的等效组合。

本周挑战 进行 **150 ～ 300** 分钟有氧运动。

扫码进入小程序，
每日运动打卡→

AI活力

2025/02/18 星期二 February

2月

18

农历正月廿一 乙巳年［蛇］

二月十八日 **雨水**

什么运动更燃脂？有氧运动！

有氧运动是所有运动中**燃脂比率**最好的运动，因为脂肪只有在有氧气的环境下才能供能。关键是有氧运动不需要任何器械辅助，自由度较高、执行方便！下班后骑骑车或跑跑步吧！

2025/02/19 星期三 February

2月

19

农历正月廿二 乙巳年 [蛇]

二月十九日

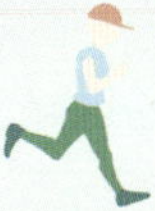

锻炼强度越大，减肥效果就越好吗？

并不是。剧烈运动时，脂肪供能占比会下降，变成以糖为主，导致训练后**饥饿感**增加，吃得更多；而且剧烈运动并不能持续较长时间。

综合来看，运动强度越大，减肥效果不一定越好！

2025/02/20 星期四 February

2月

20

农历正月廿三 乙巳年［蛇］

二月二十日

什么样的运动强度燃脂效果更佳？

对于久坐少动的职场人来说，想要安全减脂，建议从

中等强度 运动开始，因为中等强度的燃脂效率最好。

可以通过心率手表监测。

运动心率 =（220 – 年龄 – 静息心率）×（40 ～ 60）%

+ 静息心率

或以自感舒适度评估：体感有点累，能够说话但不能

唱歌的程度。

2025/02/21 星期五 February

2月

21

农历正月廿四 乙巳年［蛇］

二月二十一日

想减脂，减少久坐时间！

你知道吗？长时间久坐与肥胖、代谢疾病的风险增加有关。而经常站立、行走和运动可以促进脂肪消耗、维持新陈代谢正常。

不要“长”在办公椅上啦，每隔 30 分钟站起来活动一下吧！

2025/02/22 星期六

February

2月

22

农历正月廿五 乙巳年［蛇］

二月二十二日

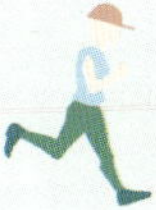

快走——高效消耗脂肪的有效途径！

可以选每天早晨、中午、傍晚其中的一个时间段快走 30 ~ 40 分钟（控制心率约为 170- 年龄）；也可以拆成早、中、晚每次 10 分钟，累计达 30 分钟完成。

上、下班路上 **走一走** 吧！

2025/02/23 星期天 February

2月

23

农历正月廿六 乙巳年 [蛇]

二月二十三日

美好的一周结束啦，

本周的运动完成了就好好休息一下吧！

本周我做到了 ______________________________

____

____

扫码进入小程序，

更新身体数据→

AI活力

2025/02/24 星期一 February

2月

24

农历正月廿七 乙巳年［蛇］

二月二十四日

上班太忙，没时间运动怎么办？

热量消耗积少成多，骑车上下班、走远点去吃午餐、爬楼梯上楼、少坐车多走路、做一做工间操……

叠加的健康收益 与单次长时间运动的效果是一样的哦。将碎片时间用起来！

本周挑战 充分利用碎片时间，每天运动 **30** 分钟。

扫码进入小程序，
每日运动打卡→

AI活力

2025/02/25 星期二 February

2月

25

农历正月廿八 乙巳年 [蛇]

二月二十五日

? 为什么运动了还是瘦得很慢?

要不然就是运动强度太低了，比如遛弯或逛街。

要不然就是吃得太多了，总热量超标。

想要瘦，还是需要**计算热量消耗**！每天减少 500 千卡热量，坚持一周，体重可下降 500 克。

2025/02/26 星期三 February

2月

26

农历正月廿九 乙巳年 [蛇]

二月二十六日

减肥有“平台期”吗？

平台期是指某种事物的发展到达了瓶颈，提高缓慢，或无法再提高甚至出现下降的情况，这种现象不是最终结果，而是一种状态，是可以调整和突破的哟！

如果感觉进入“平台期”，可以试试**调整运动方式**，或者打破固有饮食习惯，一定还会继续瘦的。

2025/02/27 星期四 February

2月

27

农历正月三十 乙巳年 [蛇]

二月二十七日

减肥遇到“平台期”怎么办？

要知道，减肥是**终身事业**！它是一个波动下降的过程！

打破瓶颈可以这样做：改变运动方式，比如游泳改跑步；增加运动时长，从每周 150 分钟进阶到 300 分钟（强度不变）；提升运动强度，将心率 120 次 / 分提升到 130 次 / 分甚至 140 次 / 分（时间不变）。

2025/02/28 星期五

February

2月

28

农历二月初一 乙巳年 [蛇]

二月二十八日 **国际罕见病日**

二月画上了句号，
还记得你月初立下的「Flag」吗？

你的体重、饮食、身心状态等有什么变化？
做个小小的复盘吧！
如果已经完成小目标，恭喜你，离健康更近一步！
如果离目标还有一点距离，别灰心，再接再厉哦！

本月我做到了：

- ✓ ____________________
- ✓ ____________________
- ✓ ____________________
- ✓ ____________________

2025////

3

March

活力抗衰

解/锁/身/体/
年/轻/密/码

日	一	二	三	四	五	六
						1
2	3	4	5	6	7	8
9	10	11	12	13	14	15
16	17	18	19	20	21	22
23	24	25	26	27	28	29
30	31					

活力抗衰

解锁身体年轻密码

VITALITY

3月 2025

- [ ]
- [ ]
- [ ]
- [ ]
- [ ]
- [ ]
- [ ]
- [ ]

星期一	星期二	星期三
3 初四	4 初五	5 惊蛰
10 十一	11 十二	12 植树节
17 十八	18 十九	19 二十
24 廿五 / 31 初三	25 廿六	26 廿七

星期四	星期五	星期六	星期天
		1 初二	2 初三
6 初七	7 初八	8 国际妇女节	9 初十
13 十四	14 十五	15 十六	16 十七
20 春分	21 廿二	22 廿三	23 廿四
27 廿八	28 廿九	29 三月	30 初二

2025

3月

【本月记事】

1

2

3

4

5

6

7

【本月记事】

2025/03/01 星期六 March

3月

01

农历二月初二 乙巳年 [蛇]

三月一日

有没有某个“瞬间”，突然觉得自己老了？

事实上，这种感受并非“空穴来风”！

身体会在某个特定时间点发生量变到质变，这种情况被称为“断崖式衰老”。

如果某个瞬间你觉得自己“突然老了”，说不定正是身体给你发出**信号**！开启“身体抗衰大作战”吧！

2025/03/02 星期天

March

3月

02

农历二月初三 乙巳年 [蛇]

三月二日

身体衰老时，会发出哪些信号？

容貌变化表现在长皱纹、脱发、长斑、皮肤松弛等；记忆力下降，反应变慢，睡眠质量差是在提示你的大脑衰老了；心脏衰老则表现在稍稍运动就心跳剧烈，喘不上气；而骨骼衰老时，更容易患上骨质疏松，出现行动变缓、应激能力减退。

身体出现以上表现时，是在提醒：要开始**抗衰**啦！

2025/03/03 星期一 March

3月

03

农历二月初四 乙巳年 [蛇]

三月三日 **全国爱耳日**

一个明确的目标，是成功的开始！

你的身体发出了哪些衰老信号？针对它们，给自己定一个抗衰小目标吧！

我的抗衰目标

1.
2.
3.

2025/03/04 星期二

March

3月

04

农历二月初五 乙巳年［蛇］

三月四日

明确的行动规划是达成目标的关键！

我的活力抗衰计划：

1. 每天喝水 _____ 升（参考值：2 升）
2. 每天吃满 _____ 种颜色的食物（参考值：12 种）
3. 每周 _____ 次，每次 _____ 分钟力量训练（参考值：每周 3 次，每次 30 分钟）
4. 其他计划 ______________________________

____

2025/03/05 星期三 March

3月

05

农历二月初六 乙巳年 [蛇]

三月五日 **惊蛰**

延缓女性衰老？从雌激素开始！

女性从 30 岁开始就要预防因 **雌激素减少** 带来的各种问题，我们可以通过调整压力、平衡饮食、适量运动的方式，让美丽与青春常驻！

2025/03/06 星期四

March

3月

06

农历二月初七 乙巳年 [蛇]

三月六日

女性抗衰，内外兼修是关键！

女性抗衰不能只关注表面，**内在风险**才是关键，尤其要警惕骨质疏松带来的骨折风险！

更年期后，女性髋关节骨折的危害比癌症还要高，因此越早预防效果越好！ 30 岁起就要开始抗衰计划啦！

2025/03/07 星期五

March

3月

07

农历二月初八 乙巳年[蛇]

三月七日

预防骨质疏松有 3 个原则。

第一，青春期是提高骨峰值的黄金时期，多吃蛋白质、多补钙。

第二，成年后注意补充足量钙、维生素 D，还有多晒太阳，一个都不能少！

第三，戒烟、限酒、多运动，和不良生活习惯说 byebye！

2025/03/08 星期六

March

3月

08

农历二月初九 乙巳年［蛇］

三月八日 **国际妇女节**

女神节快乐！

世界上若没有女人，这世界至少要失去十分之五的真，十分之六的善，十分之七的美。

——冰心

2025/03/09 星期天

March

3月

09

农历二月初十 乙巳年 [蛇]

三月九日

美好的一周结束啦，你的周末过得愉快吗？

本周我做到了 ______________________

____

____

扫码进入小程序，
更新身体数据→

AI活力

3月

10

农历二月十一 乙巳年 [蛇]

三月十日

延缓衰老的健康饮食秘诀是什么？

营养靠合理的三餐来供应，过度节食或者饮食油腻厚味都有害皮肤。健康饮食要少吃油腻、辛辣、太咸和太甜的东西，少吃加工食品，最好坚持**饮食清淡**、天然。

本周挑战 每天吃满 12 种颜色的食物，吃健康餐一周。

扫码进入小程序，
饮食快速打卡→

2025/03/11 星期二

March

3月

11

农历二月十二 乙巳年［蛇］

三月十一日

抗衰，多吃膳食纤维类食物！

蔬菜富含多种维生素，是抗氧化、抗炎小能手！关键是热量低，吃多也不怕胖！水果的口感好，颜色丰富，抗衰、养颜两不误！但别贪多哦！吃多易胖，建议在上午适量吃。而谷薯、豆类是 B 族维生素、矿物质和蛋白质的“**加油站**”！

2025/03/12 星期三 March

3月

12

农历二月十三 乙巳年 [蛇]

三月十二日 **植树节**

抗衰要多吃健康脂肪！

坚果富含蛋白质、优质脂肪和矿物质，有助于清除自由基，保持皮肤健康。建议**在上午**吃；鱼油可提高细胞膜的流动性，有助于神经传导，促进大脑的发育，**记忆力**up！

2025/03/13 星期四

March

3月

13

农历二月十四 乙巳年 [蛇]

三月十三日 **世界肾脏日**

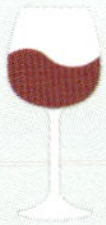

远离酒精 = 远离早衰

酒精不仅伤肝和肾，多喝酒还被证明易早衰。饮酒多与端粒长度缩短有关，而端粒与人体衰老关系密切。

为了健康，**滴酒不沾**最好哦。

2025/03/14 星期五 March

3月

14

农历二月十五 乙巳年［蛇］

三月十四日

长晒斑？不慌，吃维生素！

维生素 C 有美白作用，它能够**抑制黑色素**的生成，促进排出体内的黑色素，与叶酸一同摄入会有更好的效果。彩椒、菠菜、花椰菜、番茄，都含有丰富的维生素 C。

维生素 E 对防止由紫外线引起的伤害也有明显的效果，富含于杏仁等坚果中以及黄绿色蔬菜中。

2025/03/15 星期六

March

3月

15

农历二月十六 乙巳年［蛇］

三月十五日 **消费者权益日**

健康“315”——打假“抗衰”食品！

生活中只要摄入足量蛋白质和维生素C，身体就能自己合成胶原蛋白。别再花冤枉钱啦！市场里看似诱人的果汁，可能维生素含量并不高，甚至添加了糖和防腐剂，喝多了不但不抗衰，还可能会加速皮肤老化哦！益生菌饮料的含糖量可能比可乐还高，喝了不仅不能促消化，添加剂还可能破坏肠道健康。买之前一定要看**成分表**！

2025/03/16 星期天

March

3月

16

农历二月十七 乙巳年[蛇]

三月十六日

美好的一周结束啦，本周小挑战完成了吗？

记录一下你的收获和心得吧！

本周我做到了 ________________

____

____

扫码进入小程序，

更新身体数据→

AI活力

2025/03/17 星期一

March

3月

17

农历二月十八 乙巳年［蛇］

三月十七日

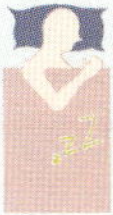

护肤美容那么投入，为什么没更靓？

当代职场女性的“抗衰之战”中，常出现一种矛盾现象：敷最贵的面膜，熬最深的夜！然而，皮肤在夜里正是进行组织更新和修复的黄金时段，如果能在晚上**11点前入睡**，而且睡到自然醒的话，皮肤自然能焕发健康光泽。相较于每月花数千元在护肤美容上，不如早点睡觉效果好。

本周挑战 每天睡满 **7** 个小时。

2025/03/18 星期二 March

3月

18

农历二月十九 乙巳年 [蛇]

三月十八日 **全国爱肝日**

皮肤好的聪明人，不只做表面功夫。

想要皮肤紧致？肌肉和筋膜是关键！**力量训练**可以帮你提升。

想要皮肤红润？与皮肤的供血关系密切！**有氧运动**可以帮你改善。

想要皮肤清爽有光泽？与身体的消化吸收、排泄和解毒功能密切相关。多吃蔬果和健康脂肪吧！

2025/03/19 星期三 March

3月

19

农历二月二十 乙巳年 [蛇]

三月十九日

头发年轻态，护发小妙招！

洗头前先把头发梳顺，然后再把头发彻底打湿。油性发质要勤洗，中干性发质 2 ~ 3 天洗一次；水温要控制在 **37 ~ 40℃** ；建议将洗发水先倒在手上起泡后，再放头发上；吹发时，吹风机要距离头皮、头发 15 厘米，从发根开始吹到发梢。

2025/03/20 星期四 March

3月

20

农历二月廿一 乙巳年 [蛇]

三月二十日 **春分 世界口腔健康日**

好肌肤来自好肠胃！

专心用餐，别再边看手机边吃饭了！细嚼慢咽，多嚼几下，让肠胃更好地吸收营养。按时吃饭，让肠胃有个 **规律** 的工作节奏。少吃油炸煎炒等油腻食物。食物柔软，尽量选择易消化的食物，减轻肠胃的负担。

2025/03/21 星期五 March

3月

21

农历二月廿二 乙巳年 [蛇]

三月二十一日 **世界睡眠日**

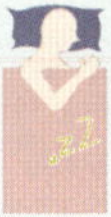

优质睡眠，年轻态的秘密。

研究发现，与睡眠习惯稳定的人相比，不规律的睡眠或可使生物年龄衰老 9 个月。拥有**稳定的**睡眠习惯——每天都保持差不多的入睡时间、起床时间，真的有助于延缓衰老！

今天是世界睡眠日，好好睡一觉吧！

2025/03/22 星期六

March

3月

22

农历二月廿三 乙巳年［蛇］

三月二十二日

水是抗衰利器！

婴幼儿身体含水率 80%，到老年只有 50%。

多喝水 是皮肤衰老的天敌，要想皮肤好，每天 2 升水不能少。

今天你在饮水区和哪个小伙伴偶遇了？

2025/03/23 星期天

March

3月

23

农历二月廿四 乙巳年［蛇］

三月二十三日

美好的一周结束啦，本周的睡眠时间足够了吗？

记录一下你的收获和心得吧！

本周我做到了 ________________________________

____

____

扫码进入小程序，
更新身体数据→

2025/03/24 星期一

March

3月

24

农历二月廿五 乙巳年［蛇］

三月二十四日 **世界防治结核病日**

延缓衰老，运动是“良方”。

有氧运动能改善血液循环状况，充分供应到最远的末梢血管，使皮肤透出红润和光泽。**力量（抗阻）训练**可以紧致肌肤，对抗松弛，皮肤也会更有弹性。

本周挑战 每周3次，每次30分钟左右的力量（抗阻）训练。

扫码进入小程序，
每日运动打卡→

AI活力

2025/03/25 星期二

March

3月

25

农历二月廿六 乙巳年［蛇］

三月二十五日

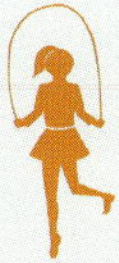

一早照镜子发现水肿了？别怕！

起床后补一杯温水，然后 **运动 15 ~ 30 分钟**。

运动促进身体代谢，让控温排汗机制启动！将多余的水分排出体外，同时肌肉和皮肤变得更紧实，减少了松软的皮下组织囤积水分的机会。

不想早上顶着肿脸上班，就在起床后运动吧！

2025/03/26 星期三

March

3月

26

农历二月廿七 乙巳年 [蛇]

三月二十六日

雌激素少了？运动来保护！

很多女性会发现到了 40 ～ 50 岁，各种慢病开始出现，这跟雌激素的减少有很大关系。当雌激素减少，会导致心脏血流灌注不足，引发冠心病；血管弹性下降，引发高血压，甚至动脉硬化等。

因雌激素下降导致身体保护功能下降的问题，可以通过 **运动** 带给身体的益处弥补。

现在就开始运动吧！

2025/03/27 星期四

March

3月

27

农历二月廿八 乙巳年［蛇］

三月二十七日

保持年轻态，力量训练不可少！

力量（抗阻）训练能够通过刺激肌肉的生长和修复，提高身体的新陈代谢率，从而帮助我们保持**年轻**的体态和活力。力量训练还能够增强骨骼的密度和稳定性，减少因年龄增长而带来的骨折和损伤风险。

每周 2 ~ 3 次，每次 30 分钟左右的力量训练，能让身材更紧致，还能预防骨质疏松，提高身体稳定性。

2025/03/28 星期五

March

3月

28

农历二月廿九 乙巳年 [蛇]

三月二十八日

人老先老腿，抗衰先练腿。

下肢大肌群较多，**勤练下肢**可以提高代谢，加速脂肪燃烧。小腿的肌肉泵作用还能促进回流，改善久坐久站造成的下肢水肿。

下肢力量（抗阻）训练还可以促进骨骼健康，预防骨质疏松，避免骨折风险。

2025/03/29 星期六 March

3月

29

农历三月初一 乙巳年［蛇］

三月二十九日

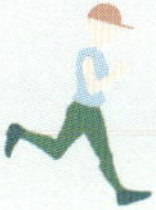

正确运动，阻挡衰老脚步。

首先，运动要适度，长时间、高强度的运动会增加皮质醇含量，使压力激素上升、皮肤弹性下降。其次，户外运动前做好防晒。日晒是皮肤衰老的最大“元凶”，防晒霜和遮阳帽一个都不能少！此外，同时要做到**均衡饮食**。边运动边节食易造成能量亏空，肌肉流失，皮肤松垮，连头发都要“离家出走”了！

2025/03/30 星期天

March

3月

30

农历三月初二 乙巳年 [蛇]

三月三十日

VITALITY

长期健身的人最后都怎么样了？

健身的每一分钟都在对抗衰老。

其实，健身影射的是一种 **生活态度**，它会让你的身材变得更好，让你的皮肤更加紧致，让你的情绪更加积极。

长期健身的职场人会变得更自律、更自信，拥有更迷人的魅力！

2025/03/31 星期一

March

3月

31

农历三月初三 乙巳年 [蛇]

三月三十一日

月底啦，还记得你月初立下的「Flag」吗？

你的生活方式、身心状态有什么变化？
做个小小的复盘吧！
如果已经完成小目标，恭喜你，离健康更近一步！
如果离目标还有一点距离，别灰心，再接再厉哦！

本月我做到了：

- ☑ ______________________
- ☑ ______________________
- ☑ ______________________
- ☑ ______________________

2025////

4

April

职场“氧疗”

精/力/随/身/充

工/作/更/高/效

日	一	二	三	四	五	六
		1	2	3	4	5
6	7	8	9	10	11	12
13	14	15	16	17	18	19
20	21	22	23	24	25	26
27	28	29	30			

职场{氧疗}

精力随身充，工作更高效

4月 2025

星期一	星期二	星期三
	1 愚人节	2 初五
7 初十	8 十一	9 十二
14 十七	15 十八	16 十九
21 廿四	22 廿五	23 廿六
28 四月	29 初二	30 初三

星期四	星期五	星期六	星期天
3 初六	4 清明	5 初八	6 初九
10 十三	11 十四	12 十五	13 复活节
17 二十	18 廿一	19 廿二	20 谷雨
24 廿七	25 廿八	26 廿九	27 三十

2025

4月

【本月记事】

1

2

3

4

5

6

7

【本月记事】

2025/04/01 星期二 April

4月

01

农历三月初四 乙巳年[蛇]

四月一日 **愚人节**

OXYGEN

打工人自查，你“缺氧”了吗？

春暖花开季，你犯困了吗？明明上班一天坐着不动，却感觉浑身乏力、精神不振、头晕头痛、胸闷气短？面对压力，倦怠、焦虑、情绪低落？

如果你身上出现这些“症状”，那很可能你的大脑和身体处于**供氧不足**的状态了！

2025/04/02 星期三 April

4月

02

农历三月初五 乙巳年 [蛇]

四月二日 **世界自闭症关注日**

精力下降的“报警信号”有哪些？

白天疲惫精力差、晚上亢奋睡不着；心率、血压不断上升；思维变慢，很难集中精神，专注力下降；久坐、开车会浑身酸疼，坐不住、站不久；情绪难控制……

这些都是精力**下降**的信号！

2025/04/03 星期四

April

4月

03

农历三月初六 乙巳年［蛇］

四月三日

扫码进入小程序—健康档案—生活方式评测—完成“精力”测试吧！

扫码进入小程序，
进行睡眠质量评估→

AI活力

2025/04/04 星期五 April

4月

04

农历三月初七 乙巳年 [蛇]

四月四日 **清明**

一个明确的目标，是成功的开始！

根据你的评测结果，给自己定一个小目标吧，人间最美四月天，迎接活力满满的每一天！

我的精力提升目标

1

2

3

2025/04/05 星期六 April

4月

05

农历三月初八 乙巳年［蛇］

四月五日

明确的「行动规划」是达成目标的关键！

我的精力提升计划：

1. 坚持每天吃早餐

2. 每工作 ____ 个小时，站起来活动一下（参考值：1 个小时）

3. 晚上 ______________ 前睡觉（参考值：11:00）

4. 其他计划 ____

____

2025/04/06 星期天

April

4月

06

农历三月初九 乙巳年 [蛇]

四月六日

美好的一周结束啦，你开始行动了吗？

有什么收获？记录一下吧！

本周我做到了 ____________________

____

____

扫码进入小程序，
更新身体数据→

AI活力

2025/04/07 星期一

April

4月

07

农历三月初十 乙巳年［蛇］

四月七日 **世界卫生日**

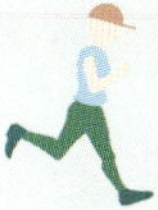

身体能量是精力管理金字塔的「地基」!
而体能的恢复主要靠睡眠、食物和运动。

想要精力好，吃好、睡好、运动好缺一不可哦!

本周挑战 晚上**11:00**前入睡。

2025/04/08 星期二

April

4月

08

农历三月十一 乙巳年 [蛇]

四月八日

精力管理：好体能是高效能的基础！

呼吸练习会让人保持头脑清醒，思维更敏捷；均衡饮食有助于维持能量守恒；优质睡眠可以促进身体修复，缓解疲劳感；坚持运动是大脑的万能**重启**按钮。

2025/04/09 星期三 April

4月

09

农历三月十二 乙巳年［蛇］

四月九日

? 精力管理：如何获得情绪能量？

经常自我肯定，如写成功日记；培养兴趣爱好，找1～2件喜欢的事情，并且长期坚持做；维持人际关系，经常和朋友家人聚餐、游玩。

今天就约朋友一起聚聚，Get **情感精力** 吧！

2025/04/10 星期四

April

4月

10

农历三月十三 乙巳年 [蛇]

四月十日

精力管理：如何提高思维能量？

思维决定了我们如何处理信息、做出决策以及解决问题的**效率**。不断学习、挑战自己和保持好奇心来激发创造力和解决问题的能力。学会合理安排工作任务，避免思维过载导致的精力消耗。

2025/04/11 星期五 April

4月

11

农历三月十四 乙巳年［蛇］

四月十一日 **世界帕金森病日**

你知道"帕金森定律"吗?

如果你有拖延症，那么一定要看看这条定律。

帕金森定律是由英国历史学家帕金森博士提出的，他发现一旦我们拥有充足的时间去做一件事，那么这件事将会充满这段时间。

要想保证精力的**有效分配**，就要时刻避免自己出现帕金森定律哦。

2025/04/12 星期六

April

4月

12

农历三月十五 乙巳年 [蛇]

四月十二日

精力管理：如何获得精神能量？

清晰的目标、坚定的价值观是精力的**强大源头**。

明确奋斗目标，学会尊重他人，学会奉献精神，说到做到，为热情和承诺提供动力。

精神能量为所有层面的行为提供动力，带来激情、恒心和投入，行动起来吧！

2025/04/13 星期天

April

4月

13

农历三月十六 乙巳年［蛇］

四月十三日 **复活节**

美好的一周结束啦，坚持早睡一周做到了吗？

记录一下你的收获和心得吧！

本周我做到了 ____________________

____

____

扫码进入小程序，

更新身体数据→

AI活力

2025/04/14 星期一

April

4月

14

农历三月十七 乙巳年 [蛇]

四月十四日

如何保持精力满满一整天?

起床后锻炼 5 分钟，不仅为身体**充电**，而且能加倍燃烧脂肪。

坚持每天吃早餐；每工作 1 个小时就站起来活动一下；5 分钟的冥想就能增加能量和平静心态，让你能够更好地处理周围的事情。晚上 11 点前入睡，保持充足睡眠。

本周挑战 每工作 1 个小时就站起来活动一下。

扫码进入小程序，
每日运动打卡→

AI 活力

2025/04/15 星期二 April

4月

15

农历三月十八 乙巳年［蛇］

四月十五日 **全国肿瘤防治宣传周**

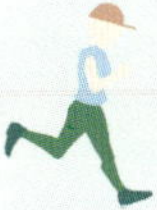

适当的运动有助于提高精力水平、缓解疲劳！

运动时会产生内啡肽等改善情绪的神经激素，可以改善情绪，令你产生 **愉悦感** 。而且运动能促进血液循环，将更多的氧气和营养物质运送到肌肉和大脑，为身体提供更多能量。

2025/04/16 星期三

April

4月

16

农历三月十九 乙巳年［蛇］

四月十六日 **全国肿瘤防治宣传周**

保证身体处于最大做功状态下的精力状态！

长期运动会提升身体的最大摄氧量；深呼吸训练可以优化呼吸系统摄氧能力；中到较大强度有氧训练能够促进循环系统携氧能力；肌肉适能综合训练有助于提高肌肉系统用氧能力。

如果平时没时间运动，那么不要错过周末——运动提升精力的**最佳时期**！

2025/04/17 星期四

April

4月

17

农历三月二十 乙巳年 [蛇]

四月十七日 **全国肿瘤防治宣传周**

力量训练让你随时好精力！

平常多在工作间隙完成几组下肢力量（抗阻）训练，可以帮助肌肉“泵”回“缺氧血”，进入肺部，通过气体交换获得更多“含氧血”，经心脏到大脑，随时保持**好精力**！

2025/04/18 星期五

April

4月

18

农历三月廿一 乙巳年 [蛇]

四月十八日 **全国肿瘤防治宣传周**

一个动作让你瞬间提神!

"深蹲"是职场人每天做得最多的下肢力量动作，因为每次坐到椅子上或站起来都是深蹲模式。

试试如何运用 **深蹲动作** 完成一次从椅子上站起来或坐下去吧!

2025/04/19 星期六

April

4月

19

农历三月廿二 乙巳年 [蛇]

四月十九日 **全国肿瘤防治宣传周**

身体缺氧了？练习呼吸冥想吧！

如果你的身体发出这些信号，说明是有些缺氧啦：每天无精打采总是很疲劳；注意力无法集中，工作效率下降；常感觉胸闷气短、心慌头晕；腰酸腿痛，经常抽筋，关节疼痛；常口腔溃疡、咽炎以及牙龈出血。

为了保持和提升身体的氧气供应，你可以尝试练习呼吸冥想，让身心更加 **和谐与平衡** 。

2025/04/20 星期天

April

4月

20

农历三月廿三 乙巳年 [蛇]

四月二十日 **谷雨 全国肿瘤防治宣传周**

美好的一周结束啦，本周小挑战完成了吗？

记录一下你的收获和心得吧！

本周我做到了 ____________________________

____

____

扫码进入小程序，

更新身体数据→

AI活力

2025/04/21 星期一 April

4月

21

农历三月廿四 乙巳年 [蛇]

四月二十一日

早餐吃这些，精力充沛一整天！

不同颜色的蔬菜和水果含有不同的维生素、矿物质和抗氧化剂。例如，绿色蔬菜富含叶酸和铁，红色水果含有维生素 C，而黄色蔬菜则含有 β－胡萝卜素。

包含蛋白质、全谷物和健康脂肪的早餐可以提供持久的能量，帮助人们保持 **精力充沛** 。

本周挑战 每天早餐吃满 **3** 种颜色的食物。

扫码进入小程序，
饮食快速打卡→

AI活力

2025/04/22　星期二　　April

4月

22

农历三月廿五　乙巳年［蛇］

四月二十二日

哪些食物可以帮助提升精力？

优质蛋白质如鱼类、瘦肉，是精力的“燃料”。含钾的食物如豆类、菌菇，有助于促进代谢，增强免疫，减轻疲劳。含镁的食物如坚果、豆腐，令人感觉精力充沛。**充足的**水分对维持精力状态很重要。

2025/04/23 星期三 April

4月

23

农历三月廿六 乙巳年 [蛇]

四月二十三日 **世界读书日**

补充能量的好方式——读书！

季羡林说：书能给人以知识，给人以智慧，给人以快乐，给人以希望。

世界读书日，让我们从阅读中**汲取能量**吧！

2025/04/24 星期四 April

4月

24

农历三月廿七 乙巳年 [蛇]

四月二十四日

保证大脑健康需要觉察“少憋气”。

氧是大脑细胞通过线粒体产生能量的必需元素，也是提供神经元之间信号传递所需能量的必需元素，所以充足的氧气是保证大脑认知功能和情绪调节的**前提**。

需要提醒的是，日常要多觉察呼吸状态，减少憋气状态！

2025/04/25 星期五

April

4月

25

农历三月廿八 乙巳年 [蛇]

四月二十五日 **世界防治疟疾日**

按摩头部有助于提升精力!

职场人的 **紧张感** 不仅仅在情绪上，还体现在身体上。

按摩头部不仅可以促进血液循环，为大脑组织提供更多的养料和氧，改善头发健康，还能通过刺激穴位和经络，帮助缓解压力、消除疲劳哦!

2025/04/26 星期六

April

4月

26

农历三月廿九 乙巳年 [蛇]

四月二十六日

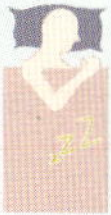

好睡眠是精力充沛的根基！

缺乏睡眠或熬夜会造成一系列的问题，比如大脑损伤、情绪不稳定、记忆力减退、心脏病、外貌老化等。每天 7 ~ 9 个小时的睡眠可以缓解身体疲劳。

当身体进入睡眠时，心跳、血压、呼吸都会变得迟缓，这时 **身体消耗最小** ，也更好地保存身体能量，让第二天充满活力。

如果熬夜了，必须偿还睡眠负债，周末也要早点睡哦！

2025/04/27 星期天 April

4月

27

农历三月三十 乙巳年［蛇］

四月二十七日

美好的一周结束啦，本周小挑战完成了吗？

记录一下你的收获和心得吧！

本周我做到了 ____________________

____

____

扫码进入小程序，

更新身体数据→

2025/04/28 星期一

April

4月

28

农历四月初一 乙巳年 [蛇]

四月二十八日

发现生活中导致缺氧的习惯。

长时间低头看手机，压迫颈椎；

经常熬夜，使代谢受阻；

长期待在不通风环境里，氧浓度下降；

缺乏运动，使循环能力下降；

吸烟，易造成肺部受损。

改变并不难，行动起来！

2025/04/29 星期二 April

4月

29

农历四月初二 乙巳年 [蛇]

四月二十九日

如何快速恢复精力？

如果你极致工作 25 分钟，消耗了大量精力，就必须用 5 分钟去补充精力。**补充精力** 的方法很多，比如喝水、深呼吸、冥想以放空大脑、起身走一走……

2025/04/30 星期三

April

4月

30

农历四月初三 乙巳年 [蛇]

四月三十日

月底啦，还记得你月初立下的「Flag」吗？

你的生活方式、身心状态有什么变化？
做个小小的复盘吧！
如果已经完成小目标，恭喜你，离健康更近一步！
如果离目标还有一点距离，别灰心，再接再厉哦！

本月我做到了：

- ✓ ____________________
- ✓ ____________________
- ✓ ____________________
- ✓ ____________________

2025////

5

May

拒绝高“压”

降/“压”/指/南/
请/收/好

日	一	二	三	四	五	六
				1	2	3
4	5	6	7	8	9	10
11	12	13	14	15	16	17
18	19	20	21	22	23	24
25	26	27	28	29	30	31

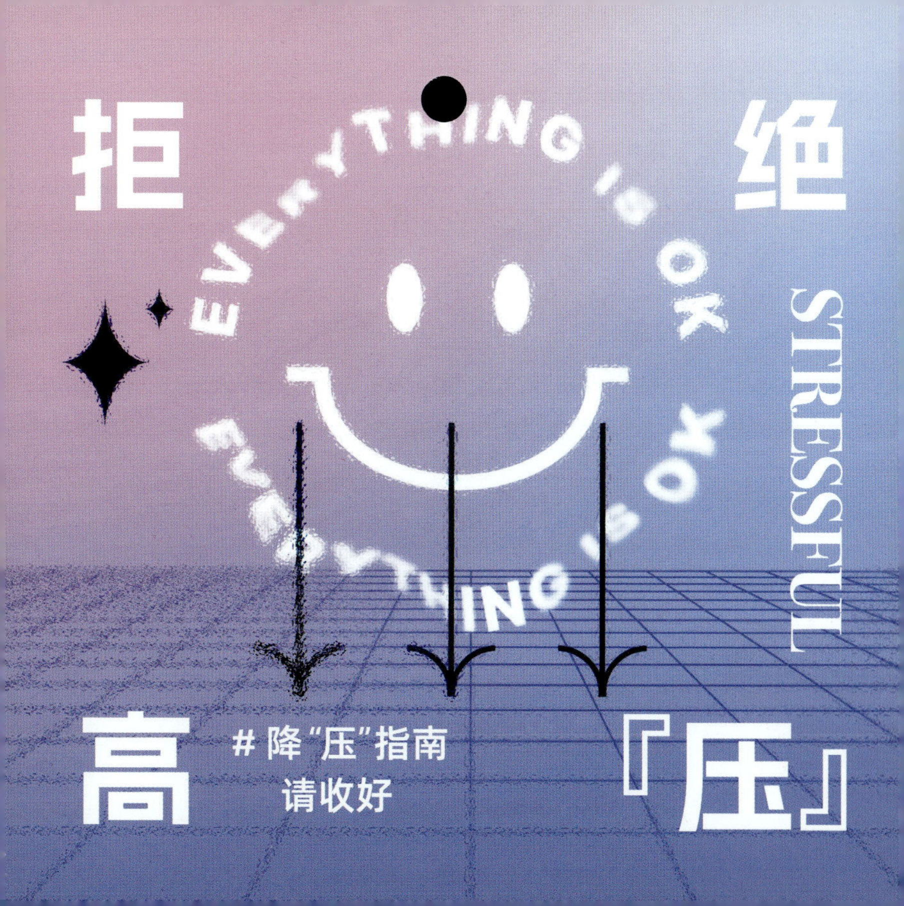
拒绝高『压』
EVERYTHING IS OK
EVERYTHING IS OK
STRESSFUL
降"压"指南
请收好

5月 2025

星期一	星期二	星期三
5 立夏	6 初九	7 初十
12 十五	13 十六	14 十七
19 廿二	20 廿三	21 小满
26 廿九	27 五月	28 初二

星期四	星期五	星期六	星期天
1 劳动节	2 初五	3 初六	4 青年节
8 十一	9 十二	10 十三	11 母亲节
15 十八	16 十九	17 二十	18 廿一
22 廿五	23 廿六	24 廿七	25 廿八
29 初三	30 初四	31 端午节	

2025

5月

【本月记事】

1

2

3

4

5

6

7

【本月记事】

2025/05/01 星期四 May

5月

01

农历四月初四 乙巳年 [蛇]

五月一日 **劳动节**

“劳动节快乐！”

难得的放松时光，让我们暂时告别忙碌，抛开烦恼，给自己减减“压”，放松心情，享受假期的美好吧！

2025/05/02 星期五

May

5月

02

农历四月初五 乙巳年 [蛇]

五月二日

压力伤身的 6 个迹象。

体重增加，血压过高，关节疼痛，疲惫不堪，肠胃不适，引发过敏。

自我对照一下，你的压力**预警**了吗？

2025/05/03 星期六

May

5月

03

农历四月初六 乙巳年 [蛇]

五月三日

? 什么指标说明已经高血压？

收缩压（心脏收缩时的血压）大于或等于 140 毫米汞柱，或舒张压（心脏舒张时的血压）大于或等于 90 毫米汞柱。

高盐饮食、缺乏运动、慢性压力都有可能导致高血压！

长时间血压升高一定要 **及时** 就医检查！

2025/05/04 星期天

May

5月

04

农历四月初七 乙巳年 [蛇]

五月四日 **青年节**

告别压力，燃放青春力量！

保有一颗年轻的心，你就能永葆青春。

你都有哪方面的“压”力？自己定一个减“压”小目标吧。

我的减“压”目标

1

2

3

2025/05/05 星期一 May

5月

05

农历四月初八 乙巳年［蛇］

五月五日 **立夏**

明确的行动规划是达成目标的关键！

我的减“压”计划：

告别压力：

1. 每天提醒自己多笑一笑
2. 每天冥想 ____ 分钟（参考值：10 分钟）
3. 其他计划 ________________________

告别高血压：

1. 每天食盐摄入量不超过 ____ 克（参考值：5 克）
2. 每天进行 ____ 分钟有氧运动（参考值：30 分钟）
3. 其他计划 ________________________

2025/05/06 星期二 May

5月

06

农历四月初九 乙巳年［蛇］

五月六日 **世界防治哮喘日**

好好的，怎么就高血压了？

除了遗传因素，超重和肥胖、长期吸烟饮酒、盐分摄入过多、长期精神紧张、经常熬夜、缺乏运动锻炼……这些都会让你的血压**“蹭蹭”往上蹿**哦！

扫码进入小程序，
记录每日血压→

AI活力

2025/05/07 星期三 May

5月

07

农历四月初十 乙巳年 [蛇]

五月七日

有一种高血压叫“精神压力相关高血压”。

精神因素也是影响高血压疾病发展的重要危险因素。工作压力大、焦虑、紧张、易怒等不良情绪的产生和变化可导致中枢神经和周围神经系统功能改变，使血管收缩，血压升高。

下班后，散散步、听听音乐、去看场电影……

放松一下心情吧！

2025/05/08 星期四 May

5月

08

农历四月十一 乙巳年［蛇］

五月八日 **世界微笑日**

今天是世界微笑日，你笑了吗？

“爱笑的人运气不会太差！”实际上，爱笑的人健康也不会太差！

笑除了能带给我们愉悦，缓解紧张，减少压力对身体的影响；还能降低血压；促进血液循环，减少心脏病的发作率；增强免疫力等，爱笑还会让你获得更多**幸福感**哦。

祝你每天都快乐！

2025/05/09 星期五 May

5月

09

农历四月十二 乙巳年［蛇］

五月九日

想降压？先减重！

肥胖能够通过多种机制导致原发性高血压。而**积极**控制体重可以显著降低高血压的发病率。

关注血压的同时，也要关注体脂是否超标哦！

2025/05/10 星期六 May

5月

10

农历四月十三 乙巳年［蛇］

五月十日

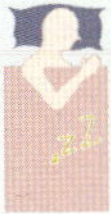

良好的睡眠有助于降血压。

正常情况下，夜间的血压低于白天，但睡眠差者，血压在夜间不会降低，全身得不到充分休息，靶器官易受损，次日血压反而升高。

如果熬夜已经是常态，从今天开始，**试着改变**吧！

2025/05/11 星期天

May

5月

11

农历四月十四 乙巳年 [蛇]

五月十一日 **母亲节 世界防治肥胖日**

美好的一周结束啦，你开始行动了吗？

记录一下你的收获和心得吧！

本周我做到了 ____________________

____

____

扫码进入小程序，
更新身体数据→

AI活力

2025/05/12 星期一 May

5月

12

农历四月十五 乙巳年［蛇］

五月十二日 **国际护士节**

STRESSFUL

如何预防高血压？

控制热量摄入，保持理想体重；限盐补钾；适量运动；戒烟限酒；保持**心情愉快**。

本周挑战 饮食开始控盐吧！

扫码进入小程序，
饮食快速打卡→

2025/05/13 星期二 May

5月

13

农历四月十六 乙巳年 [蛇]

五月十三日

降血压“三低三高”饮食原则。

低盐、低油、低碳水化合物；高蔬菜、高饮水量、高蛋白质。

另外，多吃富含钾的蔬菜和水果，可以有效对抗高钠饮食带来的危害，一定程度上**有利于**血压控制，甚至降低血压。

2025/05/14 星期三 May

5月

14

农历四月十七 乙巳年［蛇］

五月十四日

健康饮食，记得控盐哦！

食盐中所含的钠，是引起高血压的“元凶”之一。钠离子的摄入量超过人体需求时，会导致血容量增加，进而使血压升高。

根据中国居民膳食指南建议，正常人每天盐的摄入量应小于 5 克，如果已经是高血压患者，每日盐摄入量不宜超过 3 克。

要想控制血压，一定要注意 **控盐**！

2025/05/15 星期四

May

5月

15

农历四月十八 乙巳年 [蛇]

五月十五日

血压居高不下？试试有氧运动！

美国运动医学会治疗干预证据表明：一次 30 分钟中等强度的 **有氧运动** 可以使血压下降 5 ~ 9 毫米汞柱，并且持续 22 个小时。

2025/05/16 星期五

May

5月

16

农历四月十九 乙巳年 [蛇]

五月十六日

职场人降血压，每小时动一动。

长时间使用电脑的“上班族”，精神高度紧张，容易导致高血压。每工作 **1 个小时** 就起身走动走动，可缓解疲劳，远离高血压。

2025/05/17，星期六

May

5月

17

农历四月二十 乙巳年［蛇］

五月十七日 **世界高血压日**

如何通过减压来降血压？

最简单的减压方法就是呼吸降压，主要通过放松全身，平缓呼吸，达到心率平稳，肌肉放松，减轻外周循环阻力，降低血压。

当血压升高时，试试 **缓慢而深长** 的呼吸吧，有助于稳定降血压。

2025/05/18 星期天

May

5月

18

农历四月廿一 乙巳年 [蛇]

五月十八日

美好的一周结束啦，本周的饮食控盐了吗？

记录一下你的收获和心得吧！

本周我做到了 ______________________________

____

____

扫码进入小程序，

更新身体数据→

AI活力

2025/05/19 星期一

May

5月

19

农历四月廿二 乙巳年 [蛇]

五月十九日

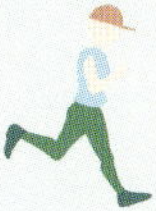

如何克服“星期一”效应？

一到星期一就压力大、焦虑、注意力不集中？运动吧！

运动会带来**掌控感**，这种掌控感可以帮我们抵抗焦虑症、抑郁症。

运动还会刺激大脑产生多巴胺和内啡肽，带来愉悦和快乐，进而帮助缓解压力。

本周挑战 每天快走 **30** 分钟，或每周快走 **2.5** 个小时。

扫码进入小程序，
每日运动打卡→

AI活力

2025/05/20 星期二 May

5月

20

农历四月廿三 乙巳年 [蛇]

五月二十日 **全国母乳喂养宣传日**

解压式饮食后，别忘了动一动！

在压力状态下，大脑对于饮食行为的管理和调节可能会受到干扰，会把吃东西当作是缓解压力、面对应激事件的方法之一。

情绪性进食是大脑应对负面压力和消极情绪**本能**的反应，吃就吃了，但是吃完不能干坐着，要找机会把热量消耗掉哦！

2025/05/21 星期三 May

5月

21

农历四月廿四 乙巳年［蛇］

五月二十一日 **小满**

Emo 的尽头是运动!

JAMA（《美国医学会杂志》）子刊发表的一项研究中，首次明确运动与抑郁风险之间存在剂量 - 效应关系，每周快走约 **2.5 个小时**，抑郁症风险会降低。

2025/05/22 星期四 May

5月

22

农历四月廿五 乙巳年 [蛇]

五月二十二日

运动是能让人放松的最佳方式。

大脑中的“止痛素”——多巴胺和内啡肽在运动期间大量分泌，能够减轻身体疼痛，在心理上产生**快感**。长时间久坐导致的身体僵硬疼痛，以及隐藏的工作压力都能通过运动**缓释**。

2025/05/23 星期五

May

5月

23

农历四月廿六 乙巳年［蛇］

五月二十三日

“拳”力搏击，释放负面情绪！

搏击可以释放压力和愤怒，这种运动不仅可以增强力量，也有**治愈**作用。进行几组高强度的击打，组与组之间进行 1 ~ 2 分钟的休息。这种间歇性运动会促使人体大脑释放大量内啡肽（快乐因子），从而使人感觉愉悦。

久坐少动人群不适合高强度搏击，需要循序渐进地增加运动强度。

2025/05/24 星期六

May

5月

24

农历四月廿七 乙巳年 [蛇]

五月二十四日

减压，到阳光下运动吧！

最好的减压方式不是宅家睡觉，而是**在阳光下**运动！比如最简单的在阳光下奔跑，就能促进我们身体里的三种幸福激素——多巴胺、血清素、内啡肽的释放，进而让我们产生愉悦感。

2025/05/25 星期天

May

5月

25

农历四月廿八 乙巳年 [蛇]

五月二十五日

美好的一周结束啦，本周的运动完成了吗？

记录一下你的收获和心得吧！

本周我做到了 ________________

____

____

扫码进入小程序，

更新身体数据→

AI活力

2025/05/26 星期一 May

5月

26

农历四月廿九 乙巳年 [蛇]

五月二十六日

缓解焦虑，从每天冥想 10 分钟开始。

繁忙的一周开始了，冥想和深呼吸可以成为压力管理的 **有效工具** 。根据心脏病学会研究，冥想可以降低血压、心率和焦虑水平。试着每天抽出 10 分钟，找个安静的地方，坐下来专注于呼吸；深吸气慢慢呼气，帮助平衡自律神经，提高心理韧性。

本周挑战 每天冥想 **10** 分钟。

扫码进入小程序，
每日运动打卡→

AI 活力

2025/05/27 星期二

May

5月

27

农历五月初一 乙巳年 [蛇]

五月二十七日

音乐的魔力：减压治愈！

收听减压音乐是一种缓解压力的快捷方法。慢节奏的音乐可以减缓心跳；音区较低、音色较低沉的音乐可以令人镇静。所以当你面对压力不知所措时，可以听一些节奏舒缓的音乐，让心情**平复**下来。

2025/05/28 星期三

May

5月

28

农历五月初二 乙巳年［蛇］

五月二十八日

吸烟能缓解压力吗？

不少“烟民”认为抽烟可缓解压力，其实是**“假象”**！造成这种假象的原因分为生理上的和心理上的。烟草里的尼古丁能迅速到达大脑，让“烟民”产生轻松愉快的感觉，好像减轻了压力。

2025/05/29 星期四

May

5月

29

农历五月初三 乙巳年［蛇］

五月二十九日

应对压力和焦虑，社交是个好方法。

长期的慢性压力会影响免疫系统，带来过敏或癌症等免疫疾病。研究证明：积极的社交互动可以减轻情绪压力和心理负担，有助于降低压力激素的水平，对于预防癌症有**积极**作用！

经常和小伙伴相约，一起 happy 吧！

2025/05/30 星期五

May

5月

30

农历五月初四 乙巳年 [蛇]

五月三十日

压力，一定是不好的吗？

适当的压力对我们是有益处的，它能提高我们的动机和相应的表现水平。但当压力超出可以承受的范围，就会对人产生影响，威胁我们的身心健康。

有时，你也可以试试 **直面** 压力哦，把产生压力的问题搞定，压力自然也就不存在了。

2025/05/31 星期六

May

5月

31

农历五月初五 乙巳年 [蛇]

五月三十一日 **端午节**

月底啦，还记得你月初立下的「Flag」吗？

你的生活方式、身心状态有什么变化？

做个小小的复盘吧！

如果已经完成小目标，恭喜你，离健康更近一步！

如果离目标还有一点距离，别灰心，再接再厉哦！

本月我做到了：

- ✓ ____________________
- ✓ ____________________
- ✓ ____________________
- ✓ ____________________

2025

6

June

快乐减脂

燃/烧/吧/
“卡/路/里”

日	一	二	三	四	五	六
1	2	3	4	5	6	7
8	9	10	11	12	13	14
15	16	17	18	19	20	21
22	23	24	25	26	27	28
29	30					

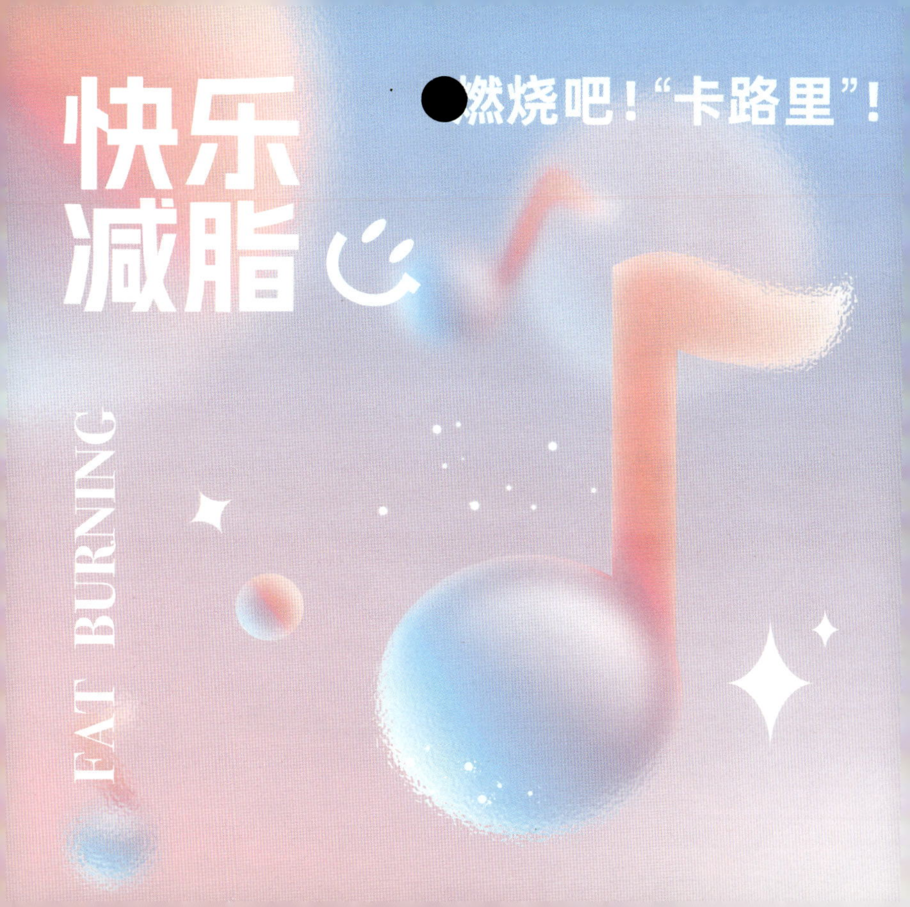
快乐
减脂
燃烧吧！“卡路里”！
FAT BURNING

6月 2025

星期一	星期二	星期三
2 初七	3 初八	4 初九
9 十四	10 十五	11 十六
16 廿一	17 廿二	18 廿三
23 廿八 / 30 初六	24 廿九	25 六月

星期四	星期五	星期六	星期天
			1 儿童节
5 芒种	6 十一	7 十二	8 十三
12 十七	13 十八	14 十九	15 父亲节
19 廿四	20 廿五	21 夏至	22 廿七
26 初二	27 初三	28 初四	29 初五

2025

6月

【本月记事】

1

2

3

4

5

6

7

【本月记事】

2025/06/01 星期天

June

6月

01

农历五月初六 乙巳年 [蛇]

六月一日 **儿童节**

“气温”越来越高

夏季已经来到，在这个大秀身材的季节，

你是不是开始了**减脂**大业？

抓住这个减肥的最好时节

来吧，管住嘴，迈开腿！

开始科学的减脂之旅吧！

2025/06/02 星期一

June

6月

02

农历五月初七 乙巳年［蛇］

六月二日

想减肥，该以什么为标准？

胖不胖？看体重！

体重是否健康？看 BMI！

该减肥还是增肌？看体脂率！

如果忘记了 BMI 和体脂率标准是什么，翻到 2 月

回顾一下吧！

2025/06/03 星期二 June

6月

03

农历五月初八 乙巳年 [蛇]

六月三日

标准体重范围是什么？

由世界卫生组织（WHO）制定的标准体重计算方法。

女性：[身高（厘米）－70]×60%

男性：[身高（厘米）－80]×70%

正负10%内：正常

正负10%～20%：过重或过轻

正负20%以上：肥胖或体重不足

2025/06/04 星期三

June

6月

04

农历五月初九 乙巳年 [蛇]

六月四日

一个明确的目标，是成功的开始！

根据你的评估结果，为自己定一个小目标吧，快乐减脂，享“瘦”夏天！

我的燃脂目标

1

2

3

2025/06/05 星期四 June

6月

05

农历五月初十 乙巳年 [蛇]

六月五日 **芒种**

明确的行动规划是达成目标的关键！

我的燃脂计划：

1. 不吃高脂肪食物
2. 用爬楼梯代替乘电梯
3. 每天午饭前快走 ____ 分钟（参考值：30 分钟）
4. 其他计划 ____________________

____

____

2025/06/06 星期五 June

6月

06

农历五月十一 乙巳年［蛇］

六月六日

减脂前，读懂食物热量表。

减脂的原理是 **摄入 < 消耗** ，所以需要对热量有大概了解和把握。

食品配料表能量一般以 100 克为单位统计。

1 千卡（kCAL）≈ 4.184 千焦（kJ）

扫码进入小程序，
查看和计算食物热量→

2025/06/07 星期六

June

6月

07

农历五月十二 乙巳年 [蛇]

六月七日

减脂期，记录饮食很重要！

我们有时会选择性健忘，把自己吃的健康食物不断放大，而选择性地忽略吃过的高热量食物。所以，减脂过程中最好 **记录饮食**：总量、配比、时间、加工方式等，有助于在回顾时中发现和总结问题，让自己在下一阶段做得更好！

扫码进入小程序，
饮食快速打卡→

2025/06/08 星期天 June

6月

08

农历五月十三 乙巳年［蛇］

六月八日

美好的一周结束啦，你开始行动了吗？

有什么收获？记录一下吧！

本周我做到了 ______________________________

____

____

扫码进入小程序，

更新身体数据→

AI活力

2025/06/09 星期一 June

6月

09

农历五月十四 乙巳年［蛇］

六月九日 **世界女性生殖健康日**

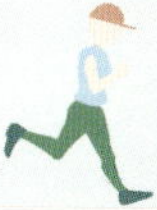

动起来，别让肥胖找上门！

你是办公室“久坐族”吗？

久坐少动的行为与 BMI 的增加**密切**相关。久坐会导致能量消耗减少，多余的能量则会转化为脂肪储存起来，从而导致肥胖；长时间久坐也会影响脂肪细胞的分布和活性，使脂肪更容易堆积在腹部和内脏周围，增加患肥胖相关疾病的风险。

本周挑战 用爬楼梯代替乘电梯。

扫码进入小程序，
每日运动打卡→

AI活力

2025/06/10 星期二 June

6月

10

农历五月十五 乙巳年［蛇］

六月十日

职场人如何减少久坐带来的肥胖？

定时提醒，每隔一段时间进行短暂的活动，如站立、行走或进行简单的伸展运动，促进血液循环，减少长时间静坐造成的不良影响。尽可能用步行代替乘坐交通工具，用爬楼梯代替电梯，增加日常生活中的**活动量**。

2025/06/11 星期三 June

6月

11

农历五月十六 乙巳年 [蛇]

六月十一日

午饭前后怎么运动更有利于减肥？

饭前血糖比较平稳，所以午饭前 **快走 30 分钟** 更有助于提高体内葡萄糖敏感性，促进 **脂肪消耗** 哦！每天快走 30 分钟去吃饭，瘦得更快，今天就试试吧！

2025/06/12 星期四 June

6月

12

农历五月十七 乙巳年［蛇］

六月十二日

跳绳，简单而高效的有氧运动。

跳绳减脂效果 **卓著** ，而且是大众较喜爱的运动方式。但不建议 BMI > 24 或毫无运动经验的职场人跳绳减肥，否则对膝盖的伤害较大！可以选择快走或爬楼梯替代。

2025/06/13 星期五 June

6月

13

农历五月十八 乙巳年 [蛇]

六月十三日

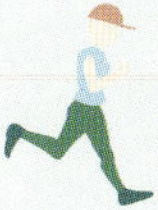

天气不好？室内有氧做起来！

夏季天气太热或经常遇到下雨天，无法进行户外有氧运动，怎么办？请开启室内有氧模式——爬楼梯或做低冲击有氧操。

每天坚持爬楼梯 **20～30 分钟**，有利于消耗身体多余热量和脂肪。

2025/06/14 星期六

June

6月

14

农历五月十九 乙巳年 [蛇]

六月十四日

超重人群运动，热身环节不能少哦！

超重人群的关节压力较大，热身可增加关节滑液的分泌，降低关节受伤的风险；超重人群的心血管压力要比正常体重者大，热身可缓慢地增加心率，降低心血管压力，减少心脏患病风险；热身还可以增加肌肉温度，降低在运动中肌肉拉伤的风险。

运动前做好热身，是我们 **安全高效** 瘦下来的前提！

2025/06/15 星期天 June

6月

15

农历五月二十 乙巳年[蛇]

六月十五日 **父亲节**

美好的一周结束啦，本周小挑战完成了吗？

记录一下你的收获和心得吧！

本周我做到了 ______________________________

____

____

扫码进入小程序，

更新身体数据→

2025/06/16 星期一

June

6月

16

农历五月廿一 乙巳年［蛇］

六月十六日

运动前应该怎么吃?

训练前 1 个小时吃完，这时有足够时间消化，同时把糖原储存到肌肉中，帮助更好地提高运动状态。

建议选择新鲜水果、面包、酸奶等，**易消化吸收**，有助于糖原储备；应避免摄入脂肪和高膳食纤维的食物。

本周挑战 运动时关注燃脂心率吧。

扫码进入小程序，
每日运动打卡→

AI活力

2025/06/17 星期二 June

6月

17

农历五月廿二 乙巳年［蛇］

六月十七日

什么时间运动，减脂更高效？

早晨**空腹**运动。空腹时身体糖原储备较低，运动会直接消耗脂肪储备，燃脂加速。

血糖不稳定的人避免空腹运动，防止低血糖带来危害。

2025/06/18 星期三

June

6月

18

农历五月廿三 乙巳年 [蛇]

六月十八日

为什么更推荐夏季减肥？

夏季身体代谢较快，运动很容易排水肿、促燃脂；夏季的饮食以清淡为主，便于控制总热量；夏季穿衣较少，遮不住肉，减肥的**自驱力**更高。

2025/06/19 星期四

June

6月

19

农历五月廿四 乙巳年 [蛇]

六月十九日

膝盖不好，减脂做什么运动？

快走是既简单又高效的燃脂运动，但注意心率要达到燃脂区间；游泳消耗的热量也较多，且在水中对关节**压力小**，对关节不好的伙伴非常友善。

2025/06/20 星期五 June

6月

20

农历五月廿五 乙巳年［蛇］

六月二十日

减脂期，有氧运动和力量训练怎么搭配？

建议每周 3 次有氧运动 +3 次力量训练。有氧训练是即刻减脂的运动（前提是在燃脂心率区间），而力量（抗阻）训练可以锻炼下肢和核心力量，大大降低我们在有氧运动过程中受伤的风险，也有助于提高我们的代谢水平。

今天就开始行动起来吧，让我们 **安全且高效** 地瘦下来！

2025/06/21 星期六 June

6月

21

农历五月廿六 乙巳年［蛇］

六月二十一日 **夏至 国际瑜伽日**

一起练瑜伽吧!

瑜伽的动作柔和缓慢，每天练习 **30 分钟** 左右，能够帮助我们促进消化、舒缓压力，睡前练习还能改善睡眠。强健型的瑜伽体式还可以锻炼全身的肌肉，增加身体的含氧量，帮助更有效地燃烧热量。

今天星期六，又逢一年中白昼最长的一天——夏至，晚上和朋友一起来练瑜伽吧!

2025/06/22 星期天

June

6月

22

农历五月廿七 乙巳年［蛇］

六月二十二日

美好的一周结束啦，本周小挑战完成了吗？

记录一下你的收获和心得吧！

本周我做到了 ______________________________

____

____

扫码进入小程序，

更新身体数据→

AI活力

2025/06/23 星期一 June

6月

23

农历五月廿八 乙巳年 [蛇]

六月二十三日

一周高脂饮食，就能吃成“吸油”体质！

高脂饮食是健康的一大威胁。研究发现，即使是短期的高脂饮食，也会诱导肠道细胞向脂质吸收型细胞分化，不知不觉间摄入了**过多**脂肪和热量。

从今天起，减少或拒绝高脂饮食吧，如油炸食品、动物内脏、肥肉等。

本周挑战 不吃脂肪含量高的食物。

扫码进入小程序，
快速饮食打卡→

AI活力

2025/06/24 星期二 June

6月

24

农历五月廿九 乙巳年［蛇］

六月二十四日

减脂，远离“糖油脑”陷阱。

很多人以为控制热量，每天只吃一小块蛋糕没什么大碍！

殊不知，即使每天只吃少量高糖高脂食物也足以改变大脑内的“奖赏回路”，让人**越吃越爱吃**！

“糖油脑”带来上瘾机制，让人每天都想吃高糖高脂食物，所以想瘦也瘦不下来！

2025/06/25 星期三 June

6月

25

农历六月初一 乙巳年［蛇］

六月二十五日

早饭多吃点，减肥轻松点。

早上摄入热量较多时，会降低食欲和饥饿感，**不知不觉**中就减少了一整天食物的摄入量，减肥也不那么熬人了。

2025/06/26 星期四 June

6月

26

农历六月初二 乙巳年 [蛇]

六月二十六日

减肥不挨饿，Get 饱腹感信号。

饱腹感的信号区域在下丘脑，它的反馈和进食时间有极大关系！进食时大概需要 **20 分钟** 才会产生饱腹感。所以吃饭需要细嚼慢咽，不要着急！

今天，来一场“慢食”之约吧。

2025/06/27 星期五 June

6月

27

农历六月初三 乙巳年 [蛇]

六月二十七日

多咀嚼就能少胖？真的！

科学家发现，咀嚼会增加进食消耗的热量，让人不那么容易胖。吃慢点，**多嚼几口**，感受食物的味道，仅靠这一改变就能获得预防肥胖的秘诀！

2025/06/28 星期六 June

6月

28

农历六月初四 乙巳年［蛇］

六月二十八日 **国际癫痫关爱日**

吃素减肥，靠不靠谱？

减肥的关键是控制摄入的食物热量，而与荤素无关。

很多素食的加工方式需要高油、盐、糖才能保证口感，反而造成过多热量的摄入。

靠素食减肥很容易变成 **营养不良** 的胖子！

2025/06/29 星期天 June

6月

29

农历六月初五 乙巳年 [蛇]

六月二十九日

减脂反弹别慌张，应对有方！

减重后体重回升变化在 3% 内属于正常，如果超过 5%，就要小心咯。

我们可以每周进行 150 ~ 300 分钟中等强度锻炼，稳住体重防反弹。运动的同时，饮食均衡是关键，要做到热量收支持平。

体重出现些许波动是 **正常现象**，不要焦虑哦！

2025/06/30 星期一 June

6月

30

农历六月初六 乙巳年［蛇］

六月三十日

月底啦，还记得你月初立下的「Flag」吗？

你的体重、饮食、身心状态等有什么变化？
做个小小的复盘吧！
如果已经完成小目标，恭喜你，离健康更近一步！
如果离目标还有一点距离，别灰心，再接再厉哦！

本月我做到了：

- ✓ ____________________
- ✓ ____________________
- ✓ ____________________
- ✓ ____________________

2025////

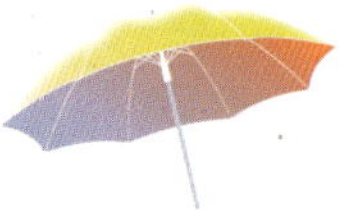

7

July

运动 & 安全

科/学/锻/炼/
健/康/无/忧

日	一	二	三	四	五	六
		1	2	3	4	5
6	7	8	9	10	11	12
13	14	15	16	17	18	19
20	21	22	23	24	25	26
27	28	29	30	31		

运动&安全*

（BE SAFE）

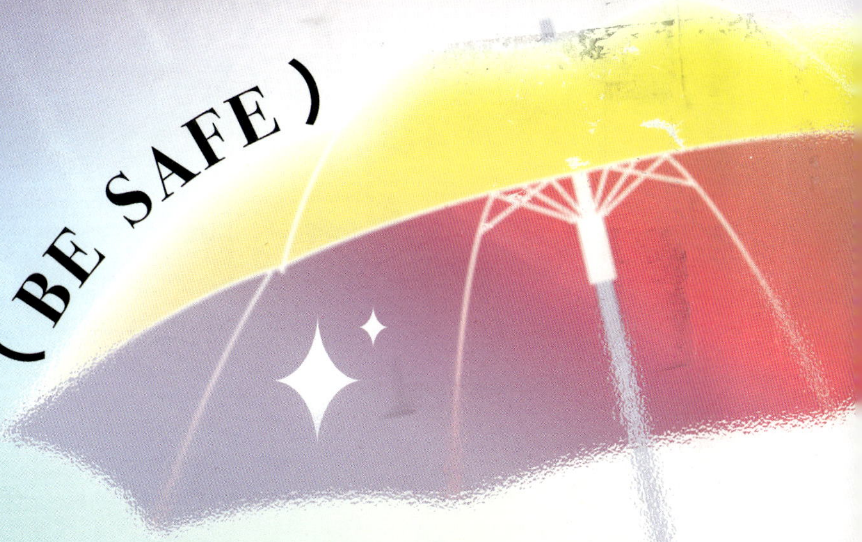

科学锻炼，健康无忧

7月 2025

星期一	星期二	星期三
	1 建党节	2 初八
7 小暑	8 十四	9 十五
14 二十	15 廿一	16 廿二
21 廿七	22 大暑	23 廿九
28 初四	29 初五	30 中伏

星期四	星期五	星期六	星期天
3 初九	4 初十	5 十一	6 十二
10 十六	11 十七	12 十八	13 十九
17 廿三	18 火把节	19 廿五	20 初伏
24 三十	25 六月	26 初二	27 初三
31 初七			

2025

7月

【本月记事】

1

2

3

4

5

6

7

【本月记事】

2025/07/01 星期二 July

7月

01

农历六月初七 乙巳年 [蛇]

七月一日 **建党节**

你真的清楚自己的“身体状况”吗？

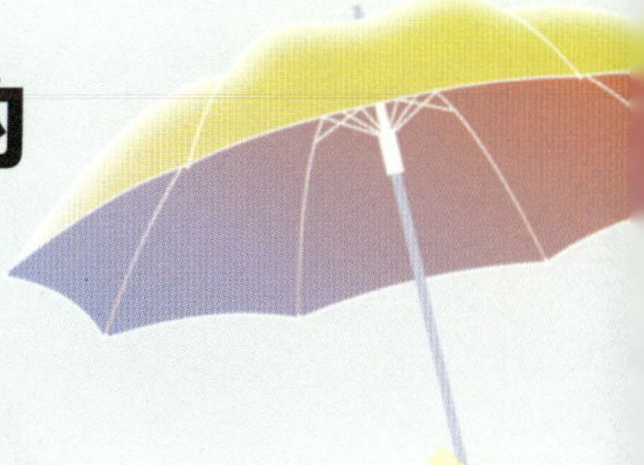

大部分人每年做一次体检，这是从医疗指标上判断自己是否需要就医。

你给自己做过全面的体能测试吗？它能让你知道，自己离疾病还有多远。

每月至少做一次体能测试吧。

2025/07/02 星期三 July

7月

02

农历六月初八 乙巳年［蛇］

七月二日

通过 PAR-Q+ 问卷，规避运动风险。

扫码进入小程序，
运动前健康评估→

2025/07/03 星期四 July

7月

03

农历六月初九 乙巳年 [蛇]

七月三日

身体成分和体能状态评估，

预测疾病风险。

扫码进入小程序，

体适能评估→

AI活力

2025/07/04 星期五 July

7月

04

农历六月初十 乙巳年 [蛇]

七月四日

?体测完成了吗?

根据体测结果，写出你需要提升的目标!

我的目标

1

2

3

2025/07/05 星期六 July

7月

05

农历六月十一 乙巳年 [蛇]

七月五日

明确的行动规划是达成目标的关键！

我的行动计划：

1. 测试即练习，完成 ___ 次体能测试（参考值：2 次）
2. 任意体能维度上升一个等级
3. 其他行动计划 ______________________________

____

____

2025/07/06 星期天

July

7月

06

农历六月十二 乙巳年 [蛇]

七月六日

? 为什么要进行科学训练?

科学训练是指采用科学的方法和原则进行训练，提高个体或团队在运动领域的技能、能力和表现。它基于对人体生理、心理学和训练原理的研究，旨在实现**最佳**的训练效果。

科学训练有助于提高运动效率，并且能避免运动损伤。

2025/07/07 星期一 July

7月

07

农历六月十三 乙巳年 [蛇]

七月七日 **小暑**

一次完整的科学训练，要注重什么？

训练前要热身，训练后要拉伸；训练前要确定正确的动作模式（包括推、拉、弯折、单腿、旋转五种），并设定运动强度。建议职场人群选择中低或中等强度。

本周挑战任务：

1. 每次运动都认真完成热身与拉伸。
2. 记录自己生活中哪些场景关联了五大动作模式。

扫码进入小程序，
每日运动打卡→

AI活力

2025/07/08 星期二 July

7月

08

农历六月十四 乙巳年 [蛇]

七月八日 **世界过敏性疾病日**

动作模式一：推。

想象一下，用力把某个物体向远离你身体重心的方向移动，无论是前推、侧推、上推、下推。推的动作可以很好地锻炼**上肢**某些肌肉力量哦。

生活中“推”的动作随处可见，比如推超市购物车，推门等，都是“推”的动作在发挥作用。

2025/07/09 星期三 July

7月

09

农历六月十五 乙巳年 [蛇]

七月九日

动作模式二：拉。

简单点说，就是用手或者其他力量使物体向自己的方向移动。拉的动作可以很好地帮助锻炼上肢某些肌肉力量，让你**更有劲儿**。

想象一下这些日常场景：拉门、拉行李箱、提 / 拉菜篮子等，这些不都是拉的动作吗？

7月

10

农历六月十六 乙巳年［蛇］

七月十日

敲黑板！“推”和“拉”的动作模式要点。

大力推和拉的时候，肩胛骨要尽量 **保持稳定**，以避免肩带不稳而产生损伤。特别是拉过大的重量时，如若肩带不稳，容易导致肩关节脱臼。推拉时，重物应尽量靠近身体中线，这样力矩更短，更加省力。将重物放下时一定要匀速、缓慢，避免肌肉在离心阶段过于放松，让重物快速下落，导致肌肉拉伤。

2025/07/11 星期五 July

7月

11

农历六月十七 乙巳年［蛇］

七月十一日

动作模式三：弯折。

说到弯折，你想到了什么？一般是指物品在运动或者变形过程中出现的弯曲现象，但我们这里是指通过身体的或肢体的屈曲来完成**特定动作**。

生活中，当你坐下或蹲下系鞋带、弯腰捡东西的时候，都会用到弯折动作。

2025/07/12 星期六 July

7月

12

农历六月十八 乙巳年［蛇］

七月十二日

敲黑板！“弯折”动作模式要点。

弯折时应尽量保持脊柱处于中立位置，要进行**髋屈**，而不是弯腰。弯折动作要保持在矢状面完成，不会出现多运动面的弯折。

2025/07/13 星期天

July

7月

13

农历六月十九 乙巳年 [蛇]

七月十三日

美好的一周结束啦，本周小挑战完成了吗？

记录一下你的收获和心得吧！

本周我做到了 ____________________

____

____

扫码进入小程序，
更新身体数据→

AI活力

2025/07/14 星期一 July

7月

14

农历六月二十 乙巳年 [蛇]

七月十四日

姿势对了，效率翻倍，损伤拜拜！

掌握正确的动作模式，可以帮助我们提升 **动作效率**，产生更多的消耗；还能帮我们避免错误动作模式带来的无意识损伤。

每次运动时，检查一下自己的动作姿势是否正确哦！

本周挑战任务：

1. 至少完成 3 次动作模式训练。

2. 生活场景中，至少 3 次提醒自己注意动作模式。

扫码进入小程序，
每日运动打卡→

AI活力

2025/07/15 星期二 July

7月

15

农历六月廿一 乙巳年 [蛇]

七月十五日

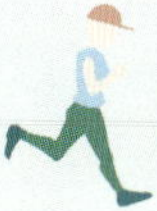

动作模式四：单腿。

在日常生活或运动中，我们有时得“单腿作战”——只用一条腿支撑或运动。其实这是一个**超赞**的锻炼方式，它可以提高我们的平衡能力、协调能力、核心稳定性和肌肉力量。

生活中，这样的场景应用可不少哦，比如走路、上楼梯、跑步、上车等。

2025/07/16 星期三 July

7月

16

农历六月廿二 乙巳年 [蛇]

七月十六日

敲黑板！“单腿”动作模式要点。

应尽量收紧**核心**，让更多的肌肉参与动作。膝关节避免锁死，保持略微的弯曲空间，让更多的腿部肌肉参与发力。

7月

17

农历六月廿三 乙巳年 [蛇]

七月十七日

动作模式五：旋转

旋转指物体围绕一个点或一个轴做圆周运动，但这里是指身体或四肢在横断面上做 **内外旋转** 动作。

想象一下生活中的这些场景：坐在车里拉安全带、回眸一笑、打乒乓球时正手挥拍等。这些时刻是不是身体都在做旋转动作呢？

2025/07/18 星期五 July

7月

18

农历六月廿四 乙巳年 [蛇]

七月十八日 **火把节**

敲黑板！“旋转”动作模式要点。

身体旋转时，核心要**收紧**，保持脊柱呈一条直线，避免弯腰旋转。身体的旋转主要是靠胸椎，如果旋转角度受限，需要减小动作幅度，以避免腰椎代偿和受伤。

2025/07/19 星期六 July

7月

19

农历六月廿五 乙巳年 [蛇]

七月十九日

慢性病患者运动时要注意什么？

如果有高血压或心脏病问题，请不要做头部低于心脏的动作，且在训练过程中必须保持**呼吸顺畅**。如果有高血糖的问题，不可空腹训练，最好在训练前补充少量缓释碳水化合物。

2025/07/20 星期天 July

7月

20

农历六月廿六 乙巳年 [蛇]

七月二十日 **初伏**

美好的一周结束啦，本周小挑战完成了吗？

记录一下你的收获和心得吧！

本周我做到了 ____________________

____

____

扫码进入小程序，

更新身体数据→

AI活力

2025/07/21 星期一 July

7月

21

农历六月廿七 乙巳年 [蛇]

七月二十一日

如何选择合适的运动强度?

如果有专门的教练指导，可以根据教练给的**运动处方**强度进行锻炼。如果没有明确的改善目标，可以选择国际健康“金标准”：每周 150 分钟的中等强度训练。

本周挑战任务：

1. 买一块实时显示的心率表。
2. 完成一次低强度快走。
3. 完成一次中等强度快走或慢跑。

扫码进入小程序，
每日运动打卡→

AI活力

2025/07/22 星期二 July

7月

22

农历六月廿八 乙巳年［蛇］

七月二十二日 **大暑**

有氧运动强度如何计算？

“卡式公式”可以帮我们搞定！

卡式公式：运动强度 =（220 − 年龄 − 静息心率）× 运动强度 + 静息心率

牢记：运动中一定 **不可超过** 最大心率，即（220 − 年龄）。

注：30% ~ 40%为低强度；40% ~ 60%为中等强度。

2025/07/23 星期三 July

7月

23

农历六月廿九 乙巳年 [蛇]

七月二十三日

力量强度如何计算？

在健身界，我们经常会听到一个词叫“RM”，它是指能标准完成动作个数的最大极限重量。比如说“**1RM**”就是指某个动作，你拼尽全力也只能每组做 1 次的重量，这种重量就是力量（抗阻）训练动作的 100% 强度，也就是所谓的“1RM”。

重复次数	%1RM
1	100%
2	95%
3	93%
4	90%
5	87%
6	85%
7	83%
8	80%
9	77%
10	75%

2025/07/24 星期四 July

7月

24

农历六月三十 乙巳年 [蛇]

七月二十四日

没有心率表，如何计算心率？

运动时，我们可以用身体感受来评估运动强度。把身体感受分为 6 ～ 20 个等级：10 ～ 11 级时，身体感受轻松，即低强度，对应心率在 90 ～ 110 次 / 分；12 ～ 14 级时，身体感受有点吃力，即中等强度，对应心率在 120 ～ 130 次 / 分。

你的身体就是 **最佳“感应器”**！

2025/07/25 星期五 July

7月

25

农历六月初一 乙巳年 [蛇]

七月二十五日

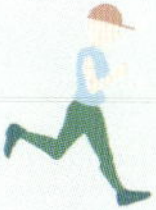

心率一定代表着运动强度吗？

那可不一定！有些特殊情况下，心率并不完全代表运动强度。比如服用了降低心率的药物，或自身患有甲状腺功能减退症等，这些情况都会导致运动中心率偏低。

如果有以上情况，我们要以 **自身感受** 来判断强度，自感用力度测试在 12 ~ 14 级。

2025/07/26 星期六 July

7月

26

农历六月初二 乙巳年 [蛇]

七月二十六日

？运动中的禁忌有哪些？

请注意所有训练以“不闭气”为原则。如无特殊要求，训练时脊柱保持呈一条直线。有任何异样的疼痛与不适，请 **立即停止** 训练。

2025/07/27 星期天 July

7月

27

农历六月初三 乙巳年 [蛇]

七月二十七日

美好的一周结束啦，本周小挑战完成了吗？

记录一下你的收获和心得吧！

本周我做到了______________________________

____

____

扫码进入小程序，
更新身体数据→

AI活力

2025/07/28 星期一 July

7月

28

农历六月初四 乙巳年 [蛇]

七月二十八日 **世界肝炎日**

运动中要如何让发力和呼吸配合？

目标肌肉拉长时（离心收缩）保持吸气，例如深蹲动作向下蹲时；目标肌肉缩短时（向心收缩）保持呼气，例如俯卧撑向上推起时；目标肌肉持续发力但长度保持不变时（等长收缩），保持自然呼吸即可，例如平板支撑。

本周挑战任务：

1. 再练一次五大动作模式，配合呼吸方式。

2. 再完成一次体适能测试，对比第一次的结果是否有提升。

扫码进入小程序，
体适能测试→

AI活力

2025/07/29 星期二 July

7月

29

农历六月初五 乙巳年［蛇］

七月二十九日

热身为什么如此重要？

就像演出前要练声，运动前也得给身体“热热身”才行！运动前充分热身，才能让身体分泌的儿茶酚胺（肾上腺素和去甲肾上腺素）被激活，让你更兴奋；同时让血液流动得更快、肌肉收缩更有力、关节滑液分泌更多，避免运动中产生肌肉拉伤，让我们运动表现也更**出色**哦！热身还能帮助打开呼吸道，减轻心血管的压力！

2025/07/30 星期三 July

7月

30

农历六月初六 乙巳年 [蛇]

七月三十日 **中伏**

拉伸可以不做吗？

朋友们，别小看了拉伸这一步！一个 **完整** 的训练必须包含热身、主体和拉伸。

充分的拉伸可以帮助我们恢复肌肉张力，减少运动后的酸痛感，还能加速身体的自我恢复能力哦！

2025/07/31 星期四

July

7月

31

农历六月初七 乙巳年 [蛇]

七月三十一日

月底啦，还记得你月初立下的「Flag」吗？

你的身体成分和体能维度，有什么变化？
做个小小复盘吧！
如果已经完成小目标，恭喜你，离健康更近一步！
如果离目标还有一点距离，别灰心，再接再厉哦！

本月我做到了：

- ✓ ____________________
- ✓ ____________________
- ✓ ____________________
- ✓ ____________________

2025

8

August

全民健身

AI / 体 / 能 / 大 / 挑 / 战

日	一	二	三	四	五	六
					1	2
3	4	5	6	7	8	9
10	11	12	13	14	15	16
17	18	19	20	21	22	23
24	25	26	27	28	29	30
31						

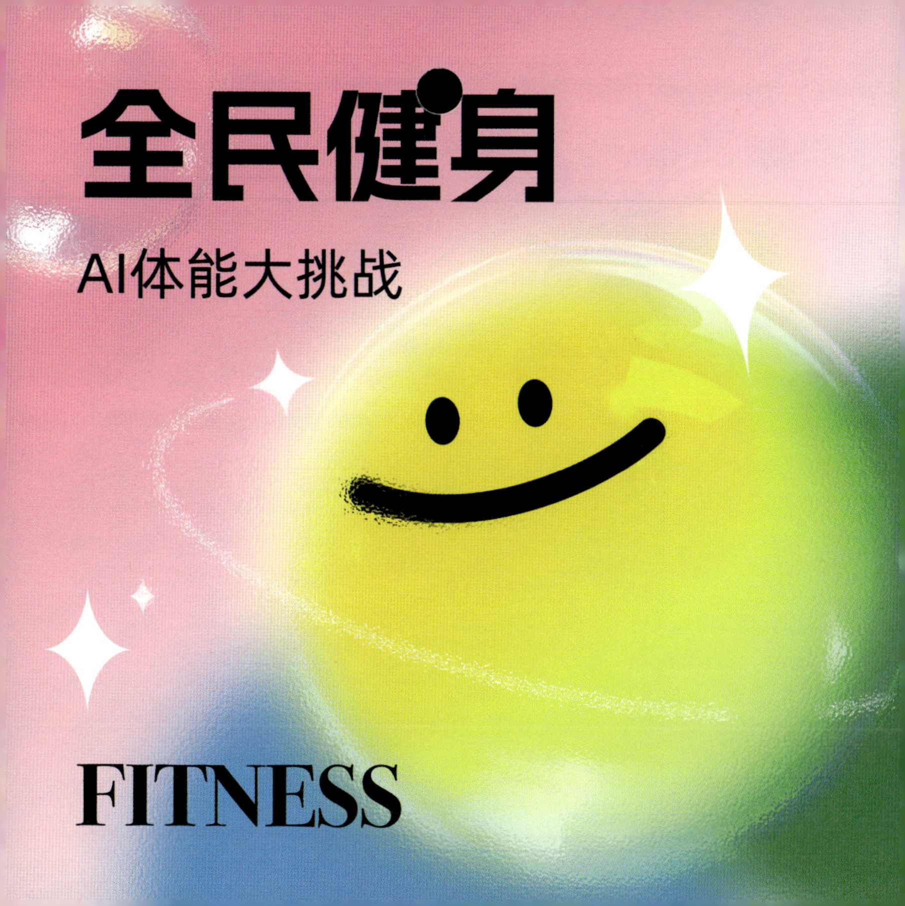
全民健身
AI体能大挑战
FITNESS

8月 2025

星期一	星期二	星期三
4 十一	5 十二	6 十三
11 十八	12 十九	13 二十
18 廿五	19 廿六	20 廿七
25 初三	26 初四	27 初五

星期四	星期五	星期六	星期天
	1 建军节	2 初九	3 初十
7 立秋	8 十五	9 末伏	10 十七
14 廿一	15 廿二	16 廿三	17 廿四
21 廿八	22 廿九	23 处暑	24 初二
28 初六	29 七夕	30 初八	31 初九

2025

8月

【本月记事】

1

2

3

4

5

6

7

【本月记事】

2025/08/01 星期五 August

8月

01

农历六月初八 乙巳年 [蛇]

八月一日 **建军节 世界母乳喂养周**

你的“精力”是否保持着充盈状态？

精力管理是职场人群绕不开的话题。但很多人不明白，体能才是精力管理的地基，只要**体能提升**，精力指数一定会上升。

2025/08/02 星期六 August

8月

02

农历六月初九 乙巳年 [蛇]

八月二日 **世界母乳喂养周**

几个简单有效的动作可以提升综合体能，前提是动作要做对。来跟着 AI 评估一下，你的动作真的练对了吗？

扫码进入小程序，
AI 动态体姿评估→

AI活力

2025/08/03 星期天

August

8月

03

农历六月初十 乙巳年 [蛇]

八月三日 **世界母乳喂养周**

一个明确的目标，是成功的开始！

评估完了吗？根据评估结果，给自己定一个小目标吧。

我的体能提升目标

1

2

3

2025/08/04 星期一 August

8月

04

农历六月十一 乙巳年［蛇］

八月四日 **世界母乳喂养周**

明确的行动规划是达成目标的关键！

我的挑战计划：

1. 熟练掌握 AI 评估的动作技术

2. 每周挑战一个动作，每个动作完成 ______ 次，根据训练体感可逐日递增 1 ~ 2 次（参考值：6 ~ 12 次）

3. 其他计划 ______________________________

____

____

2025/08/05 星期二 August

8月

05

农历六月十二 乙巳年［蛇］

八月五日 **世界母乳喂养周**

提升体能第一项，强化核心——卷腹。

卷腹是一个非常好的提升核心的训练动作，所有运动项目都要**启动核心参与**。即使久坐或久站也需要强大的核心耐力支持，否则就会“坐立不安”。如若腹部无力，容易导致腰部过紧，持续代偿，易引发腰椎间盘突出。

2025/08/06 星期三 August

8月

06

农历六月十三 乙巳年 [蛇]

八月六日 **世界母乳喂养周**

？多久练一次卷腹？

核心部位可以每天都练。腹部的肌肉是全身上下**耐力最好**的肌肉之一。无论运动中、坐着还是站着，它都会参与协同发力，所以核心耐力非常重要。

建议频次：每天练习一次，15 ~ 20 次一组，每次做 3 组。

2025/08/07 星期四 August

8月

07

农历六月十四 乙巳年［蛇］

八月七日 **立秋 世界母乳喂养周**

卷腹时，要注意这些！

如果腹部力量弱，腰椎下方悬空无支撑，建议在后腰**垫一块毛巾**，增加支撑力。卷腹时，角度过大便成了仰卧起坐，肩胛骨略微离地就够了，无需整个背部离地。别再“点头”啦！否则练完腹部没感觉，脖子先累了。

2025/08/08 星期五 August

8月

08

农历六月十五 乙巳年［蛇］

八月八日 **全民健身日**

全民健身日来啦!

今天是我国第 17 个“全民健身日”，你健身了吗?

无论年龄、性别、职业，人人都可以找到**适合自己**的健身方式。青少年可以通过运动促进生长发育；职场人能缓解工作压力、保持良好状态；老年人能通过适度运动延缓身体各项功能的衰退。

2025/08/09 星期六 August

8月

09

农历六月十六 乙巳年 [蛇]

八月九日 **末伏**

卷腹训练时，如何配合呼吸？

做仰卧体位的训练时，有一个很好记的呼吸方式：躯干向上卷起时呼气，躯干回落地面时吸气。呼气时腹部会**自主发力**，帮助更好地完成卷腹动作。

2025/08/10 星期天

August

8月

10

农历六月十七 乙巳年 [蛇]

八月十日

美好的一周结束啦，你开始行动了吗？有什么收获？记录一下吧！

本周我做到了 ________________

____

____

扫码进入小程序，
更新身体数据→

AI活力

2025/08/11 星期一 August

8月

11

农历六月十八 乙巳年［蛇］

八月十一日

提升体能第二项：下肢力量——深蹲。

下肢力量对我们身体非常重要。下肢支撑着整个身体，是我们维持身体平衡和稳定的**关键**。下肢力量能让我们在站立、行走、奔跑等各种身体活动时保持姿态正确，减少跌倒受伤风险；让我们在长时间的活动中保持较好的体力，减少疲劳，可以更持久地进行工作或运动。

本周挑战

1. 至少完成 2 次深蹲训练。
2. 熟练掌握深蹲动作技术。

2025/08/12 星期二 August

8月

12

农历六月十九 乙巳年［蛇］

八月十二日

深蹲多久练一次？

深蹲不但可以强化大腿前侧，还能锻炼大腿后侧和臀部肌肉，被广大健身爱好者称为“**力量之王**”。

建议频次：一周练习 2 ~ 3 次，每次训练间隔 2 ~ 3 天；每 15 ~ 20 次一组，每次练习 3 组。

2025/08/13 星期三

August

8月

13

农历六月二十 乙巳年 [蛇]

八月十三日

深蹲训练，这些要注意！

深蹲训练时双脚分开站立，保持与肩同宽或略宽于肩。蹲下时屈髋屈膝，臀部向后“坐”，下蹲时膝关节保持与脚尖同一个方向，避免膝关节内扣或外扩。蹲到最低点时，要避免身体过度前倾，尽量让身体和小腿保持平行，膝关节不要超过脚尖。

2025/08/14 星期四 August

8月

14

农历六月廿一 乙巳年 [蛇]

八月十四日

深蹲训练时，要如何配合呼吸？

深蹲训练时，身体往下蹲时，要保持吸气；身体向上站立时，保持呼气。这样呼吸，不仅有助于在发力阶段收紧核心，还能避免用力憋气导致的血压上升哦。

轻松深蹲，**呼吸配合**起来！

2025/08/15 星期五

August

8月

15

农历六月廿二 乙巳年 [蛇]

八月十五日

守护骨骼的“超级英雄”。

深蹲训练不仅能提升体能，还能增加骨密度。

30 ~ 35 岁时，我们的骨密度达到巅峰，过后就开始走下坡路。女性更年期由于雌激素大幅减少，更容易出现骨质疏松。

深蹲作为垂直向下的重力运动，是 **增加骨密度** 非常好的方式。

2025/08/16 星期六 August

8月

16

农历六月廿三 乙巳年［蛇］

八月十六日

人老腿先衰？

下肢承担了人体的负重和运动功能，经常受到压力和磨损，时间长了，肌肉和骨骼组织的功能会逐渐退化。随着年龄的增长，人体代谢率降低，骨质疏松、关节炎等问题的风险增加，同样也会导致下肢的功能衰退。

为了让我们的下肢保持年轻态，延缓衰老，得经常给它们“加加油”，我们需要多做一些**下肢训练**，保持下肢的功能和健康，让腿脚更灵活健康！

2025/08/17 星期天

August

8月

17

农历六月廿四 乙巳年 [蛇]

八月十七日

美好的一周结束啦，本周小挑战完成了吗？

有什么收获？ 记录一下吧！

本周我做到了 ______________________________

____

____

扫码进入小程序，

更新身体数据→

AI活力

2025/08/18 星期一 August

8月

18

农历六月廿五 乙巳年［蛇］

八月十八日

提升体能第三项：上肢力量——俯卧撑。

想要告别含胸驼背，展现自信姿态？俯卧撑来帮你！胸部肌肉能帮助我们维持良好的**体姿体态**，保持挺胸抬头，减少不良姿势的出现。此外，还能塑造更具**美感和力量**的体形，让人更健康更自信。

本周挑战
1. 至少完成 2 次俯卧撑训练。
2. 熟练掌握俯卧撑动作技术。

2025/08/19 星期二 August

8月

19

农历六月廿六 乙巳年［蛇］

八月十九日 **出伏 中国医师节**

医者仁心，护佑健康！

自 2018 年起，每年 8 月 19 日被定为“中国医师节”，致敬全国 1100 多万卫生与健康工作者。节日彰显对医者的关怀与肯定，弘扬**“敬佑生命、救死扶伤、甘于奉献、大爱无疆”**的崇高精神，激励广大卫生与健康工作者大力弘扬医者仁心的优良传统，为民众健康福祉贡献力量。

2025/08/20 星期三 August

8月

20

农历六月廿七 乙巳年 [蛇]

八月二十日

俯卧撑多久练一次？

建议一周练习 2 ～ 3 次即可，给肌肉一点时间喘口气，**充分恢复**。俯卧撑训练不仅能增强你胸大肌的强度，还能增加最大摄氧量，提升运动能力。

建议频率：10 ～ 15 次一组，练习 3 组，每周选择 2 ～ 3 天练习（间隔 2 ～ 3 天）。

2025/08/21 星期四

August

8月

21

农历六月廿八 乙巳年［蛇］

八月二十一日

俯卧撑训练，这些要注意！

双手垂直于肩，支撑点比肩宽 1.5 倍；身体保持和地面平行，别忘了**收紧腹部**，避免塌腰；练习时注意髋关节打开，臀部不要翘得太高。

如果觉得直腿俯卧撑有点难，那就试试屈膝跪地俯卧撑吧，做**退阶选择**。

2025/08/22 星期五

August

8月

22

农历 六月廿九 乙巳年 [蛇]

八月二十二日

俯卧撑时，要如何配合呼吸？

做俯卧撑时，要在身体下降时吸气，向上推起时呼气，切记**别憋气**哦！

这样的呼吸方式，可以让我们在发力阶段收紧核心，还能避免在用力时憋气造成血压升高。

2025/08/23 星期六 August

8月

23

农历七月初一 乙巳年［蛇］

八月二十三日 处暑

警惕“上交叉综合征”！

你是否长期维持含胸驼背的身体姿态，低头看手机、伏案工作、窝在座位上开车？

长期 这种姿态会让身体前侧肌肉缩短，后侧肌肉被动拉长，前后失衡体姿变形导致上交叉综合征。还会影响呼吸，使胸廓无法打开，导致工作时 **大脑缺氧**，晕晕乎乎一团浆糊，工作效率直线下降！

2025/08/24 星期天

August

8月

24

农历七月初二 乙巳年［蛇］

八月二十四日

美好的一周结束啦，本周小挑战完成了吗？

记录一下你的收获和心得吧！

本周我做到了

扫码进入小程序，
更新身体数据→

AI活力

2025/08/25 星期一 August

8月

25

农历七月初三 乙巳年［蛇］

八月二十五日

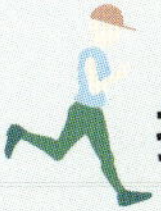

提升体能第四项：心肺耐力——开合跳。

心肺功能是人体最重要的能力，心跳、呼吸都受到它的影响。**有氧训练**是提升心肺功能的最佳运动方式，比如骑车、跳舞、跑步、爬楼梯等。

如果碰到下雨天，在家进行开合跳是个超棒的心肺训练方式。

本周挑战

1. 至少完成 3 次开合跳训练。
2. 熟练掌握正确的开合跳技术要领。

2025/08/26 星期二 August

8月

26

农历七月初四 乙巳年［蛇］

八月二十六日

开合跳多久练一次？

开合跳属于中强度的有氧训练，可以每天都跳一跳。想燃脂瘦身？**中等强度**的开合跳训练最适合，还能**提升心肺功能**。你可以根据自己的节奏调整开合跳的强度，速度越快强度越高。每天练习一次，每组 100 次，完成 3 组。

建议频率：中等强度心率 =（170- 年龄 ±10）

注：大体重者不建议练习。

2025/08/27 星期三

August

8月

27

农历七月初五 乙巳年 [蛇]

八月二十七日

开合跳，这些要注意！

核心收紧，上身保持挺拔稳定。**控制强度**，如果心率上升过快，感觉呼吸困难，速度减一减，或歇会儿再跳！弹跳时，膝盖和脚尖方向要保持一致，避免内扣或外开。要保护好脚踝、膝关节，在跳跃落地时，保持落地缓冲。记得“温柔”一点，给身体一个**缓冲**！

2025/08/28 星期四 August

8月

28

农历七月初六 乙巳年［蛇］

八月二十八日

❓开合跳时，要如何配合呼吸？

在开合跳训练时，保持**自然流畅呼吸**即可，呼吸不用太刻意，千万不要憋气哦！也无需像跑步那样“几步一吸几步一呼”的。

有氧运动主要以有氧代谢提供运动中所需能量的运动方式，而运动负荷与耗氧量呈线性关系。

2025/08/29 星期五 August

8月

29

农历七月初七 乙巳年［蛇］

八月二十九日 **七夕**

今天来一场“情侣健身”吧！

在“中国情人节”，带着你的爱人来一场“情侣健身”吧！

带上你的TA，肩并肩在林荫道慢跑，或一起上双人瑜伽课。让我们用健身的方式，为爱情**加把劲**！

2025/08/30 星期六 August

8月

30

农历七月初八 乙巳年［蛇］

八月三十日

8 月即将结束，我们再来做一次 AI 测试吧。通过一个月的训练，相信我们动作肯定很标准了，最重要的是，体能一定显著提升，精力也会更加充沛。

扫码进入小程序，
AI 动态体姿评估→

AI活力

2025/08/31 星期天 August

8月

31

农历七月初九 乙巳年［蛇］

八月三十一日

月底啦，还记得你月初立下的「Flag」吗？

你的身体成分和体能维度，有什么变化？
做个小小复盘吧！
如果已经完成小目标，恭喜你，离健康更近一步！
如果离目标还有一点距离，别灰心，再接再厉哦！

本月我做到了：

- ✓ ______________________
- ✓ ______________________
- ✓ ______________________
- ✓ ______________________

2025////

9

September

运动改造大脑

智/慧/健/康/
双/提/升

日	一	二	三	四	五	六
	1	2	3	4	5	6
7	8	9	10	11	12	13
14	15	16	17	18	19	20
21	22	23	24	25	26	27
28	29	30				

运动{改造}大脑

智慧健康双提升

INTELLIGENCE

9月 2025

星期一	星期二	星期三
1 初十	2 十一	3 十二
8 十七	9 十八	10 教师节
15 廿四	16 廿五	17 廿六
22 八月	23 秋分	24 初三
29 初八	30 初九	

星期四	星期五	星期六	星期天
4 十三	5 十四	6 中元节	7 白露
11 二十	12 廿一	13 廿二	14 廿三
18 廿七	19 廿八	20 廿九	21 三十
25 初四	26 初五	27 初六	28 初七

2025

9月

【本月记事】

1

2

3

4

5

6

7

【本月记事】

2025/09/01 星期一 September

9月

01

农历七月初十 乙巳年［蛇］

九月一日

INTELLIGENCE

长期不运动，“大脑”会怎样？

运动**激活**的大脑细胞要多于其他任何活动。如果长期不运动，就很有可能因为大脑供血量减少造成思维迟钝，记忆力变差，注意力难集中，情绪异常等。

2025/09/02　星期二　September

9月

02

农历七月十一　乙巳年［蛇］

九月二日

运动对大脑有什么益处?

运动会增加神经递质的量，提升你的 **好心情指数**。长期运动更能改变大脑结构，增加海马体容量，从而改善 **注意力和专注力**；同时对大脑产生保护效应，预防神经退化性疾病，保持年轻、健康和活力。

2025/09/03 星期三 September

9月

03

农历七月十二 乙巳年 [蛇]

九月三日

一个明确的目标，是成功的开始！

现在已经知道运动对大脑的影响了吧？评估完了吗？给自己定一个脑力提升小目标吧。

我的脑力提升目标

1

2

3

2025/09/04 星期四 September

9月

04

农历七月十三 乙巳年［蛇］

九月四日

明确的行动规划是达成目标的关键!

我的大脑改造计划:

1. 每天早上吃 ______ 坚果(参考值:一小袋)
2. 每天做一段健脑操
3. 每天睡满 ______ 个小时(参考值:8 个小时)
4. 其他计划 ____

____

____

2025/09/05 星期五 September

9月

05

农历七月十四 乙巳年［蛇］

九月五日

运动是如何改造大脑的?

通过运动，大脑中的神经元可以建立新的连接，加强现有的连接，从而促进**学习和记忆**。

适度的有氧运动可以促进脑部血液循环，提供充足的**氧气和营养**，有助于维持神经细胞的健康。

2025/09/06 星期六 September

9月

06

农历七月十五 乙巳年 [蛇]

九月六日 **中元节**

生活中如何保护大脑？

适当运动会促进大脑释放内啡肽，减轻压力，“重启”大脑。充足睡眠可以避免因休息不足引发的脑部疾病。常用脑，保持大脑的**活力**。戒烟限酒，避免大脑血管受到损害。

2025/09/07 星期天 September

9月

07

农历七月十六 乙巳年 [蛇]

九月七日 **白露**

美好的一周结束啦，你有什么收获？

记录一下吧！

本周我做到了 ____________________

____

____

扫码进入小程序，
更新身体数据→

9月

08

农历七月十七 乙巳年 [蛇]

九月八日

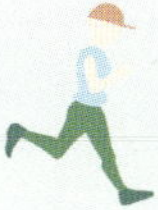

运动，让你更聪明！

运动可以促使产生一种叫脑源性神经营养因子（BDNF）的递质。BDNF存在于颞叶内侧海马区中，而海马体是和学习记忆相关的**重要脑区**。

本周挑战 一周累计**150**分钟中等强度的有氧运动。

扫码进入小程序，
每日运动打卡→

AI活力

2025/09/09 星期二

September

9月

09

农历七月十八 乙巳年 [蛇]

九月九日

运动如何提升学习能力？

运动有助于完善思维模式以提高警觉力、注意力和驱动力；运动会使神经细胞做好准备并促其互相连接，这是连通新信息的细胞基础；运动可以激发海马体的干细胞分化成新的神经细胞。

适度而规律的运动，对于提高学习能力有非常积极的影响！

2025/09/10 星期三 September

9月

10

农历七月十九 乙巳年 [蛇]

九月十日 **教师节**

体能越好，大脑越有复原力。

体能越好的人，大脑适应力就越强，在**认知和心理**方面的能力也更好。

从轻度运动开始，养成运动习惯会让你精力更好，减少消极态度，有更强的控制感；中等强度运动让大脑更强壮；高强度间歇训练可大幅提升人体生长激素浓度。

2025/09/11 星期四 September

9月

11

农历七月二十 乙巳年［蛇］

九月十一日

想让思维更敏捷？去运动吧！

运动能强化大脑组织，包括灰质的所有部分，使大脑可以抵抗压力和老化；而停止运动会影响大脑灰质，其处理信息和批判性思考功能都有可能出问题。

运动可以让思维**更敏捷**！

2025/09/12 星期五 September

9月

12

农历七月廿一 乙巳年 [蛇]

九月十二日

想增强记忆力？去运动吧！

研究发现，平时有运动习惯的健康老年人若仅停止锻炼 10 天左右，大脑中负责思考、学习、记忆的重要区域（如海马体等）的血流量便会明显下降，进而可能引起认知功能障碍，出现健忘和学习能力下降等问题。

想要 **增强** 记忆力，保持运动吧！

2025/09/13 星期六 September

9月

13

农历七月廿二 乙巳年［蛇］

九月十三日 **世界急救日**

想提升注意力？去运动吧！

注意力系统与大脑控制运动的区域紧密配合，停止运动会让流向大脑的血液和化学物质生成减少，这可能会影响**注意力**。《英国医学杂志》曾发表过的一项研究显示：即使是 10 ~ 40 分钟的短暂运动，也会使流向大脑的血液增加，进而马上提升专心的程度。

2025/09/14 星期天 September

9月

14

农历七月廿三 乙巳年 [蛇]

九月十四日

本周的运动完成了吗？周末好好休息一下吧！

记录一下你的收获和心得吧！

本周我做到了 ________________________________

____

____

扫码进入小程序，

更新身体数据→

AI活力

2025/09/15 星期一 September

9月

15

农历七月廿四 乙巳年 [蛇]

九月十五日

运动，可以预防老年痴呆！

衰老，不仅是年龄，同时伴随细胞的凋亡、认知的衰退、情绪的衰退，以及威胁一些老年人的常见疾病，尤其是阿尔兹海默病。芬兰的一项研究表明，每周运动 **至少两次** 的人患痴呆的可能性减少了 50%。

本周挑战 每天 **30** 分钟中等强度运动，拒绝“emo”！

扫码进入小程序，
每日运动打卡→

AI活力

2025/09/16 星期二 September

9月

16

农历七月廿五 乙巳年［蛇］

九月十六日 **中国脑健康日**

运动可降低痴呆风险！

据世界卫生组织（WHO）的统计，世界上每3秒就会有一人被诊断为痴呆！而研究显示，体育锻炼可使老年阿尔茨海默病型痴呆的发病风险降低45%。

建议多做**中低强度**的有氧运动，每周5～7次，每次30分钟以上。

2025/09/17 星期三 September

9月

17

农历七月廿六 乙巳年 [蛇]

九月十七日

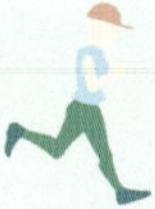

预防老年痴呆？多走路！

美国《自然》杂志报道称，60 岁以上的人每周步行锻炼 3 次，每次 **45 分钟以上**，可以预防老年痴呆。要注意选择平坦的路面行走，避免摔倒；穿着合适的鞋子，以防滑倒。

2025/09/18 星期四 September

9月

18

农历七月廿七 乙巳年 [蛇]

九月十八日

Emo 了？去运动吧！

运动不仅能锻炼身体，还可以增加神经突触和脑源性神经营养因子，除了改造大脑还能促进大脑分泌多巴胺和内啡肽，有效缓解压力和焦虑。

研究显示，只需做 30 分钟的中等强度运动就能立刻改善抑郁情绪，**获得幸福感**，且效果持续 75 分钟以上。

2025/09/19 星期五 September

9月

19

农历七月廿八 乙巳年 [蛇]

九月十九日

压力大？去运动吧！

运动能促进身体释放内啡肽，这是一种**对抗压力**的自然镇痛剂。运动还能减少大脑对压力源的关注，从而达到减少压力的作用。

推荐大家去森林徒步，秋天最舒服！

2025/09/20 星期六 September

9月

20

农历七月廿九 乙巳年 [蛇]

九月二十日 **全国爱牙日**

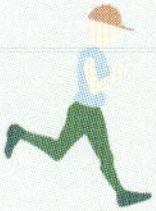

调节激素变化？去运动吧！

女性进入更年期后，由于体内激素的波动，疲劳、易怒、焦虑、抑郁、记忆力衰退、睡眠不佳等问题都会慢慢“找上门”。而运动有助于平衡激素衰退带来的影响，帮助女性顺利度过更年期，提升幸福感和**生活质量**。

2025/09/21 星期天 September

9月

21

农历七月三十 乙巳年 [蛇]

九月二十一日 **世界阿尔茨海默病日**

美好的一周结束啦，运动了吗？

记录一下你的收获和心得吧！

本周我做到了 ______________________________

____

____

扫码进入小程序，
更新身体数据→

AI活力

2025/09/22 星期一 September

9月

22

农历八月初一 乙巳年［蛇］

九月二十二日

迈出第一步，动起来！

许多人在开始一个锻炼计划后，会在半年到一年内放弃。主要原因是他们常常一开始就追求高强度的运动，导致生理和心理上的不适，从而产生消极的感觉。建议运动要从低强度开始，**循序渐进**，注重身体感受。无论如何，迈出第一步，动起来吧！

本周挑战 每天做一段健脑操。

扫码进入小程序，
每日运动打卡→

AI活力

2025/09/23 星期二 September

9月

23

农历八月初二 乙巳年 [蛇]

九月二十三日 **秋分**

锻炼大脑又不想太累？练练手指吧！

手指的灵活性、协调性与大脑的某些区域密切相关，特别是与运动控制和精细动作相关的大脑区域。做手指操可以刺激这些区域，从而促进大脑血液循环，增强神经细胞的活力，提高大脑的**灵活性和反应速度**。

2025/09/24 星期三 September

9月

24

农历八月初三 乙巳年 [蛇]

九月二十四日

养护颈椎，养护大脑！

颈椎操的动作可以促进颈部血管的血液循环，增加大脑的血液供应，有助于提高大脑的氧气和营养供应。特别是对于经常久坐办公室的人群，做做颈椎操还可以放松颈部肌肉，缓解因肌肉疼痛引起的紧张感，间接对大脑产生**积极**影响。

2025/09/25 星期四 September

9月

25

农历八月初四 乙巳年 [蛇]

九月二十五日

力量训练：练的是肌肉，受益的是大脑。

力量（抗阻）训练能刺激大脑释放生长激素，有助于改善记忆力和学习能力；还可以增强肌肉和骨骼力量，让身体整体健康，间接促进**大脑健康**。

建议每周进行 2 次举重或阻力器械锻炼，每次做 3 组，每组重复 10 ~ 15 次。

2025/09/26 星期五

September

9月

26

农历八月初五 乙巳年 [蛇]

九月二十六日

平衡和柔韧训练：唤醒大脑活力。

每周进行两次 30 分钟左右平衡和柔韧训练，如瑜伽、普拉提、太极拳等，可提高身体平衡和灵活性，激发大脑 **活力** 。这些训练强调呼吸，有助于降低交感神经的兴奋性，减少压力和焦虑水平。

2025/09/27 星期六 September

9月

27

农历八月初六 乙巳年［蛇］

九月二十七日 **世界旅游日**

多旅游也可以改善大脑健康。

旅游时的新鲜体验可以带来愉悦和兴奋感，激活大脑的不同区域，有助于提高大脑的灵活性和适应性；与家人、朋友或新认识的人增加社交互动也可以提高**认知能力**，减少孤独感和抑郁！

今天是世界旅游日，金秋十月在即，给自己做份旅游计划吧！

2025/09/28 星期天 September

9月

28

农历八月初七 乙巳年 [蛇]

九月二十八日

美好的一周结束啦，健脑操会做了吗？

记录一下你的收获和心得吧！

本周我做到了 ________________________________

____

____

扫码进入小程序，
更新身体数据→

AI活力

2025/09/29 星期一 September

9月

29

农历八月初八 乙巳年 [蛇]

九月二十九日 **世界心脏日**

保护心脏，运动记住“1357”原则！

有规律的运动对心脏病有**积极的**预防和治疗作用，但心脏不好的人建议遵循：“1”即建议每天运动 1 次；“3”即每次连续运动时间不少于 30 分钟；“5”即初始运动每周不超过 5 天；“7”即运动时的心率不超过（170– 年龄）次 / 分。

2025/09/30 星期二 September

9月

30

农历八月初九 乙巳年 [蛇]

九月三十日

月底啦，还记得你月初立下的「Flag」吗？

你的生活方式、身心状态有什么变化？
做个小小的复盘吧！
即将进入国庆节小长假，去哪里玩想好了吗？

本月我做到了：

- ☑ ____________
- ☑ ____________
- ☑ ____________
- ☑ ____________

2025////

10

October

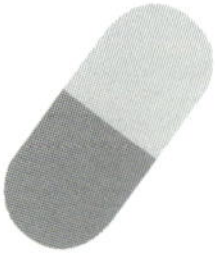

日	一	二	三	四	五	六
			1	2	3	4
5	6	7	8	9	10	11
12	13	14	15	16	17	18
19	20	21	22	23	24	25
26	27	28	29	30	31	

慢病防治

筑/起/健/康/
防/护/墙

man bing fang zhi

慢病防治

（筑起健康*防护墙）

10月 2025

星期一	星期二	星期三
		1 国庆节
6 中秋节	7 十六	8 寒露
13 廿二	14 廿三	15 廿四
20 廿九	21 九月	22 初二
27 初七	28 初八	29 重阳节

星期四	星期五	星期六	星期天
2 十一	3 十二	4 十三	5 十四
9 十八	10 十九	11 二十	12 廿一
16 廿五	17 廿六	18 廿七	19 廿八
23 霜降	24 初四	25 初五	26 初六
30 初十	31 十一		

2025

10月

【本月记事】

1

2

3

4

5

6

7

【本月记事】

2025/10/01　星期三　　October

10月

01

农历八月初十　乙巳年［蛇］

十月一日　**国庆节**

HEALTHY

“国庆节快乐！”

你是不是已经开启假期吃喝玩乐模式？

享受美好假期的同时，

别忘了做好 **自我健康管理** 哦！

金秋十月，给自己定一个健康小目标吧。

我的健康目标

1

2

3

2025/10/02 星期四 October

10 月

02

农历八月十一 乙巳年 [蛇]

十月二日

明确的行动规划是达成目标的关键！

我的慢病预防计划：

1. 不喝含糖饮料
2. 每天步行 ____ 步（参考值：6 000 步）
3. 做强化骨骼的运动，预防骨质疏松
4. 其他计划 ____

____

____

2025/10/03 星期五 October

10 月

03

农历八月十二 乙巳年 [蛇]

十月三日

尝试一种酷酷的旅行——「citywalk」!

用双脚去丈量世界是一件很 cool 的事情，不仅可以深入探索世界，还是对**个人毅力和冒险精神**的挑战。无论是城市漫游、乡村徒步还是山地探险，都是一种独特且充满魅力的生活方式哦。趁着假期，来一场“citywalk”吧!

2025/10/04 星期六 October

10 月

04

农历八月十三 乙巳年 [蛇]

十月四日

积极预防，远离高血压年轻化！

越来越多的职场年轻人面临高血压的困扰。除了饮食和体重因素，还有很大的原因是**精神压力**导致的。

趁着假期，多去户外活动吧！接触自然，多参与体育活动，消耗多余的热量，让身心得到放松和舒缓。享受**健康美好**的生活！

2025/10/05 星期天 October

10 月

05

农历八月十四 乙巳年 [蛇]

十月五日

生活方式，决定慢病的走向。

生活方式改善，能**预防、控制和逆转**慢病。

而且在慢病发展的任何一个阶段实施生活方式干预，都会有非常明显的效果！

从现在起，加强自我健康管理，改善饮食，增加运动量，严格进行**自我监测**，享受更加健康、快乐的生活！

了解冠状动脉风险因素，做好干预和预防。

扫码进入小程序，
冠状动脉风险评估→

AI活力

2025/10/06 星期一 October

10月

06

农历八月十五 乙巳年 [蛇]

十月六日 **中秋节**

月饼怎么吃更健康?

月饼作为高油、高糖、高盐的“三高”食品，食用建议如下：运动前 1 个小时摄入一小块月饼，其中的糖分可以帮助快速补充能量；和新鲜蔬菜一起吃，有助于控制血糖波动，减少脂肪堆积。

祝大家中秋快乐，阖家团圆！

本周挑战 一次 3 千米的“citywalk”。

扫码进入小程序，
每日饮食打卡→

AI活力

2025/10/07 星期二 October

10 月

07

农历八月十六 乙巳年 [蛇]

十月七日

坚持吃早餐，降低心血管风险！

许多忙碌的“上班族”常因为赶时间不吃早餐。美国心脏病学会杂志 JACC 的研究发现：与每天吃早餐的人相比，从不吃早餐的人的因心血管疾病的死亡风险升高约 87%，总死亡风险升高约 19%。

守护健康，就从每天 **好好享受早餐** 开始吧！

2025/10/08 星期三 October

10 月

08

农历八月十七 乙巳年 [蛇]

十月八日 **寒露 全国高血压日**

养成健康生活方式，远离高血压！

高血压已成为我国最常见的慢性疾病之一，它会导致人体心、脑、肾等重要器官损害，甚至危及生命。“限盐减重多运动，戒烟戒酒心态平”的健康生活方式“**六部曲**”可有效降低血压，进而降低心脑血管疾病的发生风险。

2025/10/09 星期四 October

10 月

09

农历八月十八 乙巳年 [蛇]

十月九日

多吃鱼，有助于降低心血管疾病风险！

鱼肉是**优质蛋白质**，特别是如三文鱼、鳕鱼之类的深海鱼，富含 ω-3 脂肪酸，有助于降低患心血管疾病的风险。每周至少要吃两次鱼，尤其是深海鱼。可以选用烤、蒸、清炖等健康的烹饪方式！

今天午餐就吃鱼吧！

2025/10/10 星期五 October

10月

10

农历八月十九 乙巳年 [蛇]

十月十日

避开"隐形盐"，守护心血管健康！

高盐饮食是医学界公认的心血管疾病危险因素，有些食物是**"隐形的盐界大户"**，如每百克含钠 900 毫克的挂面；一包瓜子的含盐量约为 14 克，超过了 2 天的正常摄盐量；还有自热火锅中的菜包、牛肉片包、湿粉条、火锅底料都含有不少的钠，一份自热火锅的含盐量就有约 24 克。

2025/10/11 星期六 October

10月

11

农历 八月二十 乙巳年 [蛇]

十月十一日

想要稳定血糖，可以这样吃。

推荐上班族“糖友”试一试这样做：主食搭配蛋白质类食物一起食用；用全谷类主食代替精米白饭；正餐之间选择健康食品加餐。

为了控制血糖，在**选择食物**时，我们还应尽量选择低血糖指数（GI）/低血糖负荷（GL）的饮食。

2025/10/12 星期天 October

10月

12

农历八月廿一 乙巳年［蛇］

十月十二日 **世界关节炎日**

美好的一周结束啦，本周「citywalk」去哪里啦？

记录一下你的感受吧！

本周我做到了 ______________________________

____

____

扫码进入小程序，
更新身体数据→

AI活力

2025/10/13 星期一 October

10月

13

农历八月廿二 乙巳年［蛇］

十月十三日 **世界保健日**

HEALTHY

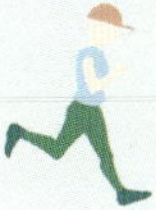

日行 6 000 步的三大好处！

降低癌症发病率、心血管疾病死亡风险、预防痴呆。

你今天的步数 **达标** 了吗？

本周挑战 每天步行 **6 000** 步。

扫码进入小程序，

每日运动打卡→

AI活力

2025/10/14 星期二 October

10月

14

农历八月廿三 乙巳年［蛇］

十月十四日

小运动，大功效！

澳大利亚悉尼大学的一项研究发现：每天进行 3 次、每次持续时间 **仅 1 ~ 2 分钟** 能使心率达到较高水平的间歇运动（如追公交时的奔跑），不但可以调整心率，还可以将心血管疾病的患病率降低 49%！

工作间隙别忘了动一动，哪怕只有几分钟！

2025/10/15 星期三 October

10月

15

农历八月廿四 乙巳年 [蛇]

十月十五日

糖友最佳运动方式——步行！

简单的步行是普通人**最佳**的运动方式，也是“糖友”的最好运动方式。研究证明，一个人如果每天快步走约1个小时，就可降低约50%患2型糖尿病的风险。

午休或下班后，和朋友一起散散步吧！

2025/10/16　星期四　October

10 月

16

农历八月廿五　乙巳年［蛇］

十月十六日

爬楼梯可以降血糖！

研究显示，2 型糖尿病患者餐后 1 ~ 2 小时爬楼梯 3 分钟，可显著降低餐后血糖水平。注意膝关节不适和体能欠佳的“糖友”需 **控制运动量** 。

今天开始试试上班放弃电梯，爬爬楼梯吧！

2025/10/17 星期五 October

10月

17

农历八月廿六 乙巳年［蛇］

十月十七日

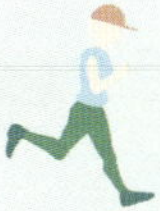

高强度运动大大降低癌症风险。

研究表明：高强度有氧运动可以将转移性癌症的风险降低 73%，跑步、跳绳都是不错的选择！

需注意从低强度开始 **循序渐进** 提高强度；超重的人不推荐跑跳等运动。

2025/10/18 星期六 October

10月

18

农历八月廿七 乙巳年 [蛇]

十月十八日

不想做“瓷娃娃”？运动吧！

雌激素水平与骨密度水平呈**正相关**，雌激素对骨质疏松性骨折具有保护作用。除了雌激素可促进骨密度外，运动也可延缓骨质疏松症的发生。

人到中年，如果不想做“瓷娃娃”，周末约上朋友一起去运动吧！

2025/10/19 星期天 October

10 月

19

农历八月廿八 乙巳年 [蛇]

十月十九日

美好的一周结束啦，本周每天的步数达标了吗？

记录一下你的收获和心得吧！

本周我做到了 ______________________________

____

____

扫码进入小程序，

更新身体数据→

2025/10/20 星期一 October

10月

20

农历八月廿九 乙巳年 [蛇]

十月二十日 **世界骨质疏松日 世界镇痛日**

今天，你运动了吗？

世界骨质疏松日，1996 年最早由英国国家骨质疏松学会倡议。

这是一项旨在提高公众对骨质疏松的**认识和预防**的全球性活动。

通过健康的生活方式和适当的运动，可以降低患骨质疏松症的风险。

本周挑战 强化骨健康。

扫码进入小程序，
每日运动打卡→

AI活力

2025/10/21 星期二 October

10月

21

农历九月初一 乙巳年［蛇］

十月二十一日

骨骼健康就从减重开始!

过重或肥胖可能对骨骼和关节造成 **额外的** 压力，尤其是对膝关节和脊椎。

减重对骨骼健康有积极影响：如减轻关节压力、改善代谢健康、优化骨骼支撑、促进平衡和灵活性。

2025/10/22 星期三

October

10月

22

农历九月初二 乙巳年 [蛇]

十月二十二日

负重运动可以促进骨健康！

生活中建议多爬楼（上楼）；还可以做一些自重力量（抗阻）训练，提高骨骼健康！负重运动通过让骨骼承受身体重量，有助于**增强骨密度**。如果能力允许，增加额外的阻力进行力量训练效果更好。

2025/10/23　星期四　　October

10月

23

农历九月初三　乙巳年［蛇］

十月二十三日　**霜降**

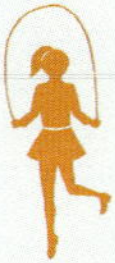

跳绳可以促进骨骼健康！

跳绳属于冲击性运动，有助于增加骨骼**承受的应力**、强化骨骼健康，但是超重和关节有异常的人不可以进行！慢跑也有一定的冲击力，更适合运动能力不强的新手同学！

2025/10/24 星期五 October

10月

24

农历九月初四 乙巳年 [蛇]

十月二十四日

骨质疏松如何补钙？

家有老人，一定要预防骨质疏松，避免跌倒和骨折，补钙是一个永恒的命题。

通过额外的 **乳制品补充** 是最直接的方法。每天 300 毫升奶制品（乳糖不耐受可以换无糖酸奶），补足奶制品配合力量（抗阻）训练，骨骼又健康一分！

2025/10/25 星期六 October

10 月

25

农历九月初五 乙巳年 [蛇]

十月二十五日

想要补充维生素 D，多晒太阳吧！

适量补充维生素 D 对于维持骨骼健康至关重要，但要注意，过量摄入维生素 D 不仅不能增加骨密度，反倒有可能加速骨质丢失。

每日 2 000 国际单位（IU）的维生素 D 剂量是上限，如果你把控不准剂量，不妨选择更为自然且健康的方式——**多晒太阳**，让身体自然合成维生素 D，享受阳光带来的健康守护！

2025/10/26 星期天

October

10 月

26

农历九月初六 乙巳年 [蛇]

十月二十六日

美好的一周结束啦，本周小挑战完成了吗？

记录一下你的收获和心得吧！

本周我做到了 ____________________

____

____

扫码进入小程序，
更新身体数据→

AI活力

2025/10/27 星期一 October

10 月

27

农历九月初七 乙巳年 [蛇]

十月二十七日

放下桌边的“快乐水”！

饮用含糖饮料与慢性肝病的发生存在强正相关！《美国医学会杂志》上的一项研究显示：与每月喝≤ 3 杯（355 毫升 / 杯）的人相比，每天喝一杯或以上含糖饮料的女性，患肝癌的风险增加 85%！

赶紧放下“快乐毒药”带来的一时愉悦，限制糖和人工甜味剂的摄入吧！

本周挑战 不喝含糖饮料。

2025/10/28 星期二 October

10月

28

农历九月初八 乙巳年 [蛇]

十月二十八日

糖友也能享甜蜜，科学控糖有方法。

糖尿病患者并非永远不能品尝甜食，偶尔吃了甜食，只要配合适量的运动，可以把多余的糖代谢掉。此外，还可以选择**低热量甜味剂**作为替代，如木糖醇、麦芽糖醇、果糖、山梨醇等。

需要注意的是，过量食用可能会导致腹泻、腹痛、恶心和其他消化不良的症状。在享受甜蜜的同时，也要关注身体的健康哦！

2025/10/29 星期三 October

10月

29

农历九月初九 乙巳年 [蛇]

十月二十九日 **重阳节 世界卒中日**

重阳节，送礼送健康！

ω-3 脂肪酸有助于降低心脏病风险，改善脑功能。根据美国心脏协会建议，每周至少两次食用鱼类！

富含 ω-3 脂肪酸的食物还有亚麻籽、核桃、芝麻、大豆等，多吃**健心又健脑**！

重阳节给父母买对礼物了吗？

2025/10/30 星期四 October

10月

30

农历九月初十 乙巳年［蛇］

十月三十日

早上“赖床”，竟是呵护血管的正确方式!

上午 6 ~ 10 点被誉为心血管病的“魔鬼时间”，大部分心血管疾病都在这个时间段猝发。建议清晨醒后，最好在床上**“赖床”**两三分钟，伸伸懒腰、做做深呼吸，让身体有个适应过程。

2025/10/31 星期五 October

10月

31

农历九月十一 乙巳年 [蛇]

十月三十一日

月底啦，还记得你月初立下的「Flag」吗？

你的生活方式、身心状态有什么变化？
做个小小的复盘吧！
如果已经完成小目标，恭喜你，离健康更近一步！
如果离目标还有一点距离，别灰心，再接再厉哦！

本月我做到了：

- ✓ ________________
- ✓ ________________
- ✓ ________________
- ✓ ________________

2025////

11

November

情绪疗愈

做/情/绪/的/
主/人/
向/快/乐/出/发

日	一	二	三	四	五	六
						1
2	3	4	5	6	7	8
9	10	11	12	13	14	15
16	17	18	19	20	21	22
23	24	25	26	27	28	29
30						

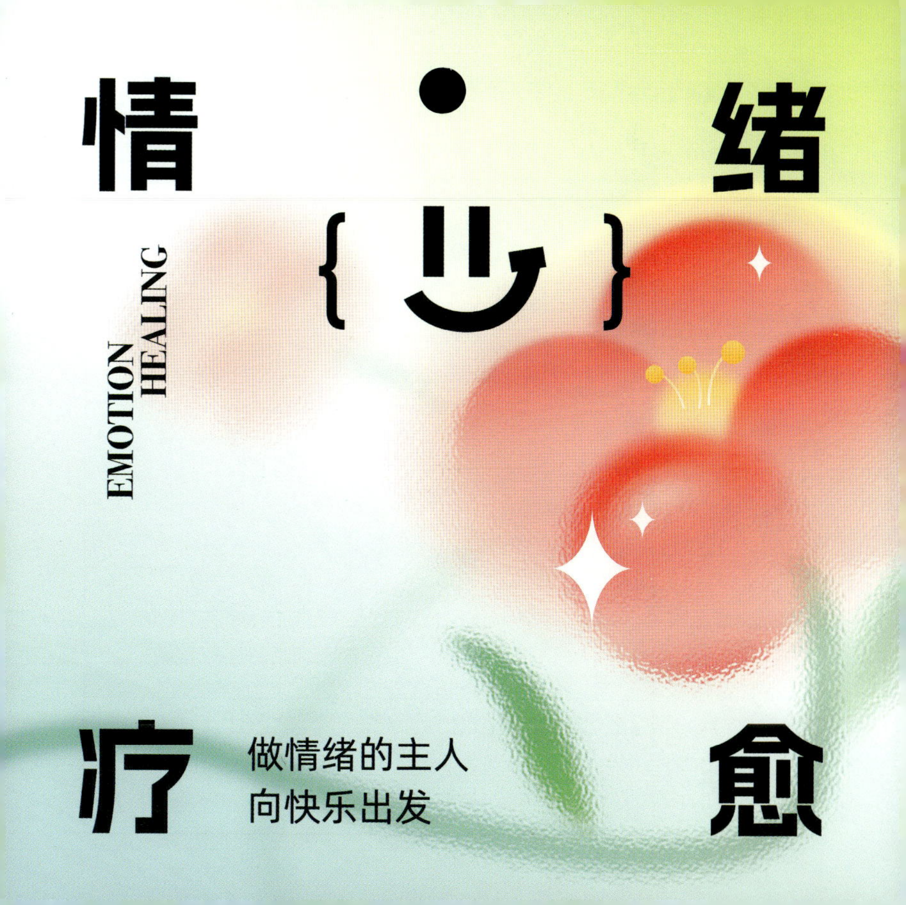
情绪
疗愈
EMOTION
HEALING
做情绪的主人
向快乐出发

11月 2025

星期一	星期二	星期三
3 十四	4 十五	5 十六
10 廿一	11 廿二	12 廿三
17 廿八	18 廿九	19 三十
24 初五	25 初六	26 初七

星期四	星期五	星期六	星期天
		1 万圣节	2 十三
6 十七	7 立冬	8 十九	9 二十
13 廿四	14 廿五	15 廿六	16 廿七
20 十月	21 初二	22 小雪	23 初四
27 感恩节	28 初九	29 初十	30 十一

2025

11月

【本月记事】

1

2

3

4

5

6

7

【本月记事】

2025/11/01 星期六 November

11月

01

农历九月十二 乙巳年［蛇］

十一月一日 **万圣节**

告别『Emo』!

今天的你，被情绪左右了吗?
照照镜子，看看自己的表情。
是开心快乐，还是抑郁焦躁?
掌握正确的方法，拿捏“emo”!
做自己情绪的**主人**!

2025/11/02 星期天

November

11 月

02

农历九月十三 乙巳年 [蛇]

十一月二日

你有一颗强大的内心吗？

来测一测吧！

扫码进入小程序，

进行心理资本评估→

AI活力

2025/11/03 星期一 November

11月

03

农历九月十四 乙巳年［蛇］

十一月三日

? 测试完了吗？你的心理资本够强大吗？

根据你的测试结果，给自己定一个小目标吧。

我的情绪管理目标

1

2

3

2025/11/04 星期二 November

11月

04

农历九月十五 乙巳年 [蛇]

十一月四日

明确的行动规划是达成目标的关键！

我的情绪疗愈计划：

1. 每天留出 _____ 分钟安静独处（参考值：10 分钟）
2. 练习腹式深呼吸
3. 多进行户外运动
4. 其他计划 ____________________

____

____

2025/11/05 星期三 November

11月

05

农历九月十六 乙巳年 [蛇]

十一月五日

? 如何识别看不见的焦虑?

当焦虑情绪光临时，很多时候我们意识不到，但可以通过以下表现来识别：睡不着或者醒得很早，注意力不集中，食欲明显下降或有暴饮暴食倾向，变得易怒，情绪两极分化。

此时，需 **冷静** 下来解决问题，当一切可控了，焦虑自然就解除了！

2025/11/06 星期四 November

11 月

06

农历九月十七 乙巳年 [蛇]

十一月六日

掌握深呼吸技巧，拥抱宁静生活。

在紧张和焦虑状态下，我们往往会呼吸短促，甚至忘记呼吸，这就是“焦虑呼吸”。

要破解它，我们学会腹式深呼吸——肚子跟着呼吸一起一伏，目标是慢慢呼吸，将呼吸次数降至**4～6次/每分钟**。刻意练习这招，能帮你找回内心的宁静哦！

2025/11/07 星期五

November

11月

07

农历九月十八 乙巳年［蛇］

十一月七日 **立冬**

生气时，你的身体会发生哪些变化？

心脏会受罪，血压升高、心率加快，心肌耗氧量增加，出现胸闷气短。呼吸会乱套，大量二氧化碳排出导致头晕眼花、心悸晕厥等。肠胃会遭殃，肠道蠕动减弱，胃液减少，肠胃功能紊乱。女性经常生气还可能影响**内分泌**，导致月经紊乱和乳腺问题。

2025/11/08 星期六 November

11 月

08

农历九月十九 乙巳年 [蛇]

十一月八日

学会三招，随时随地掌控情绪！

当心里堵得慌时，可以 **拍拍胸**，告诉自己“不气不气”！

肠胃有丰富的情绪神经元，胃口好心情就好，吃完饭不妨给肠胃做个小 **按摩**。

做完一件事给自己 **鼓掌** 或和他人击掌都可以化解紧张情绪，激发信心。

2025/11/09 星期天

November

11 月

09

农历九月二十 乙巳年 [蛇]

十一月九日

美好的一周结束啦，你开始行动了吗？

记录一下你的收获和心得吧！

本周我做到了________________________________

____

____

扫码进入小程序，
更新身体数据→

AI活力

2025/11/10 星期一

November

11月

10

农历九月廿一 乙巳年［蛇］

十一月十日

今天你笑了吗?

微笑有助于提升情绪。因为，微笑可以减缓心率，从而改变一个人的应激反应，这与这个人到底开不开心没有什么关系。与其等着周围发生点让你开心的事情，不如靠你自己 **笑出好心情** 。

本周挑战 每天多笑几次吧！

2025/11/11 星期二 November

11 月

11

农历九月廿二 乙巳年 [蛇]

十一月十一日

三种幸福激素，做情绪的主人！

身体内有三种幸福激素，影响着我们的情绪：

多巴胺 是一种激素和神经递质，可以让我们感受到愉快的情绪；**血清素** 是一种情绪稳定剂，有助于调节情绪，让我们心情平静；**内啡肽** 能起到镇痛和舒适的效果，在它的激发下身心会处于轻松愉悦的状态。

2025/11/12 星期三 November

11月

12

农历九月廿三 乙巳年［蛇］

十一月十二日 **世界慢阻肺日**

如何让快乐延续？

大自然和户外活动可以提升**幸福感**。正念练习可以帮助我们专注于当下，多回忆快乐瞬间有助于深刻体验快乐，并将其留在心头。

试着建立积极的习惯，如规律锻炼、健康饮食、充足的睡眠和积极的社交互动可以激发大脑保持对快乐瞬间的记忆。

2025/11/13 星期四 November

11月

13

农历九月廿四 乙巳年［蛇］

十一月十三日

解锁自然的治愈力量。

一些研究表明，多亲近自然可以降低体内应激激素水平，改善情绪和心理状态。还可以提高注意力。在办公室增加一些适合的**绿植**，有助于提高工作效率哦！

2025/11/14 星期五 November

11月

14

农历九月廿五 乙巳年［蛇］

十一月十四日 **联合国糖尿病日**

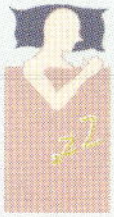

「Emo」了？好好睡一觉吧！

“最近，我感到情绪低落，对任何事情都提不起兴趣……”工作压力、家庭矛盾等情绪异常诱因，好好睡觉就可以缓解！每天 **早睡早起** 1 个小时，患重度抑郁症风险降低 23%。

睡觉就能解决的事，咱们就别再“emo”啦！

2025/11/15 星期六 November

11月

15

农历九月廿六 乙巳年［蛇］

十一月十五日

用音乐，唤醒周末好心情！

研究表明，节奏较快的大调音乐，无论是对情绪愉悦度的唤醒，还是对焦虑情绪的平复，都有较好的效果。音区较高，音色明亮的音乐会给人**有力**的感觉。

美好的周末，来一首节奏欢快的曲子吧！

2025/11/16 星期天

November

11 月

16

农历九月廿七 乙巳年 [蛇]

十一月十六日

美好的一周结束啦，本周你笑的次数多吗？

记录一下你的收获和心得吧！

本周我做到了 ____________________

____

____

扫码进入小程序，
更新身体数据→

AI活力

2025/11/17 星期一 November

11 月

17

农历九月廿八 乙巳年 [蛇]

十一月十七日 **国际肺癌日**

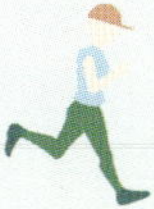

规律运动，和焦虑说再见！

焦虑的情绪往往源自失控的状态，但我们可以积极应对，远离负向应激源。运动就是很好的调节方法！运动可以帮助我们调节自主神经，平衡交感神经和副交感神经，也可以增加大脑的多巴胺和内啡肽分泌，帮助我们平静心情、**放松身心**。

让我们坚持运动，享受健康、快乐的生活吧！

本周挑战 完成一次 **5** 千米的"citywalk"。

11月

18

农历九月廿九 乙巳年［蛇］

十一月十八日

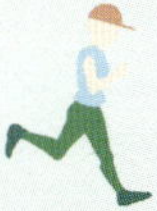

户外进行运动好处 +1！

户外运动可以增加维生素 D 的摄入、促进血清素分泌，补钙又能带来**好心情**。天气好的时候不妨多进行一些户外活动，享受大自然和阳光吧！

2025/11/19 星期三 November

11月

19

农历九月三十 乙巳年［蛇］

十一月十九日

拉伸肩颈，缓解愤怒后遗症。

情绪容易失控的人可以试着摸摸肩膀，是不是硬邦邦的？因为愤怒会使外周血管扩张，血涌上头，肩膀也会不自觉地耸起来“备战”，导致肩颈肌肉紧张，血液循环受阻。

充分的肩颈拉伸能帮助促进血液循环，不仅舒缓身体，还能平息怒火，找回**身心平衡**。

2025/11/20 星期四 November

11月

20

农历十月初一 乙巳年 [蛇]

十一月二十日

和朋友一起运动更长寿！

研究发现，**社交频繁**的运动更有益于延长寿命，爱打网球的人预期寿命平均延长了近 10 年。

喊上小伙伴们，一起动起来！

2025/11/21　星期五　November

11月

21

农历十月初二　乙巳年［蛇］

十一月二十一日

星期五“悠然瑜伽”时光

结束一周的忙碌，给自己安排一节瑜伽课吧！

在深呼吸和冥想的引领中，调整情绪，让焦虑渐行渐远，心境归于平和，只留纯粹的**放松与平静**。

2025/11/22 星期六 November

11月

22

农历十月初三 乙巳年 [蛇]

十一月二十二日 **小雪**

周末，来一场「citywalk」！

徒步使人有回归自然、亲近自然的感觉，去欣赏深秋的风景吧！徒步还有助于转移日常工作中的精神压力，促使脑部释放脑内啡，使**心情愉悦**。

周末，不妨来一次"citywalk"，打卡城市美景吧！

2025/11/23 星期天

November

11 月

23

农历十月初四 乙巳年 [蛇]

十一月二十三日

美好的一周结束啦，本周尝试过「citywalk」了吗？记录一下你的收获和心得吧！

本周我做到了 ______________________________

____

____

扫码进入小程序，
更新身体数据→

AI活力

2025/11/24 星期一 November

11月

24

农历十月初五 乙巳年［蛇］

十一月二十四日

获得平静力，让身心皆放松。

我们每天仿佛都像陀螺一样忙碌，身心俱疲却停不下来！明明想安静一会，却越来越焦虑。

找一个安静的空间，给自己10分钟，屏蔽外界的干扰，闭上眼睛，脑海中只想一件事，慢慢地寻找和感受身心的**平静**！

本周挑战 每天给自己10分钟时间，安静一下。

2025/11/25 星期二

November

11月

25

农历十月初六 乙巳年 [蛇]

十一月二十五日

美丽的秘诀就是不生气！

你知道吗？生气的时候，脸部会不自觉地紧绷、皱眉，容易产生更多皱纹，还会导致分泌更多皮质醇，影响胶原蛋白的合成，使皮肤的修复力下降！更糟的是，经常生闷气还会影响大脑，导致记忆力下降、失眠、焦虑和抑郁等。

所以，把坏情绪赶跑吧，多做一些能让自己**开心**的事情，让美丽常驻！

2025/11/26 星期三 November

11月

26

农历十月初七 乙巳年［蛇］

十一月二十六日

用嗅觉，启动积极情绪。

新出炉的面包香、咖啡豆的研磨香，让人一闻就倍感舒适？嗅觉对我们的积极情绪有着意想不到的影响！和其他感官不同，嗅觉直接通过杏仁核产生情绪反应，能更快地平复心情，**3 分钟**就能缓解情绪。

调动身边的美好气息，唤醒正面情绪吧！

2025/11/27 星期四 November

11月

27

农历十月初八 乙巳年［蛇］

十一月二十七日 **感恩节**

节假日，幸福加油站！

与亲人和朋友共度时光、分享快乐，有助于增加情感深度，减轻孤独感，创造快乐的记忆，进而提升整体**幸福感**！

感恩家人陪伴，感谢朋友支持，说出来！

2025/11/28 星期五 November

11月

28

农历十月初九 乙巳年 [蛇]

十一月二十八日

压力，不一定都是坏事。

压力感是我们对挑战的自然反应，在大脑内，任何引起细胞活动的事情都是一种压力形式。适量的压力是好事，只要提升**抗压阈值**，负能量秒变正能量。只有长期、慢性的压力才会伤身，但也可以通过生理方式来调节，如深呼吸、冥想、拉伸、户外慢跑等。情绪受压？不妨试试这些方法吧！

2025/11/29 星期六 November

11月

29

农历十月初十 乙巳年［蛇］

十一月二十九日

周末“懒”一下，给心灵来场「SPA」。

睡个懒觉，听听音乐，享受一杯咖啡；安排一次全身按摩或美容护理；选择一本感兴趣的图书，或者学习新的技能或知识；听一场音乐会或安排一次观展，自己创作一件手工艺品……

休息日，体验不一样的**慢时光**吧！

2025/11/30 星期天

November

11 月

30

农历十月十一 乙巳年 [蛇]

十一月三十日

月底啦，还记得你月初立下的「Flag」吗？

你的生活方式、身心状态有什么变化？
做个小小的复盘吧！
如果已经完成小目标，恭喜你，离健康更近一步！
如果离目标还有一点距离，别灰心，再接再厉哦！

本周我做到了：

- ✓ ____________________
- ✓ ____________________
- ✓ ____________________
- ✓ ____________________

2025////

12

December

睡眠养生

拯/救/职/场/
特/困/生

日	一	二	三	四	五	六
	1	2	3	4	5	6
7	8	9	10	11	12	13
14	15	16	17	18	19	20
21	22	23	24	25	26	27
28	29	30	31			

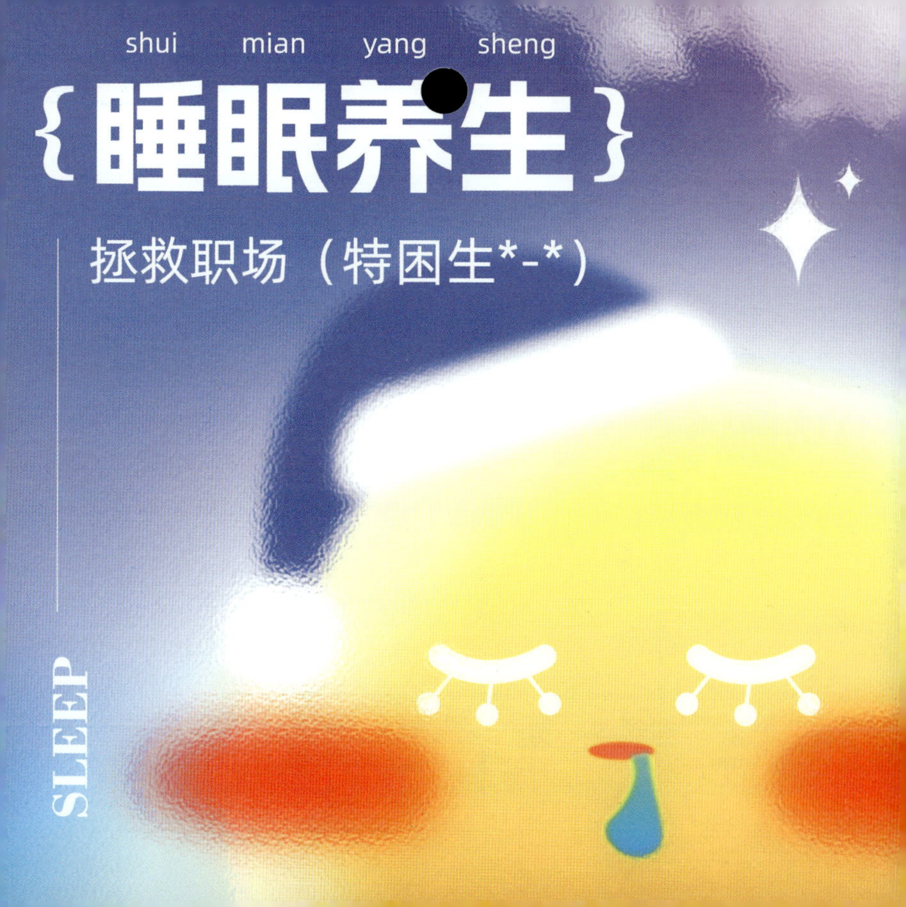
shui mian yang sheng
{睡眠养生}
拯救职场（特困生*-*）
SLEEP

12月 2025

星期一	星期二	星期三
1 十二	2 十三	3 十四
8 十九	9 二十	10 廿一
15 廿六	16 廿七	17 廿八
22 初三	23 初四	24 平安夜
29 初十	30 十一	31 十二

星期四	星期五	星期六	星期天
4 十五	5 十六	6 十七	7 大雪
11 廿二	12 廿三	13 廿四	14 廿五
18 廿九	19 三十	20 十一月	21 冬至
25 圣诞节	26 初七	27 初八	28 初九

2025

12月

【本月记事】

1

2

3

4

5

6

7

【本月记事】

2025/12/01 星期一 December

12 月

01

农历十月十二 乙巳年 [蛇]

十二月一日 **世界艾滋病日**

你是“特困生”中的一员吗?

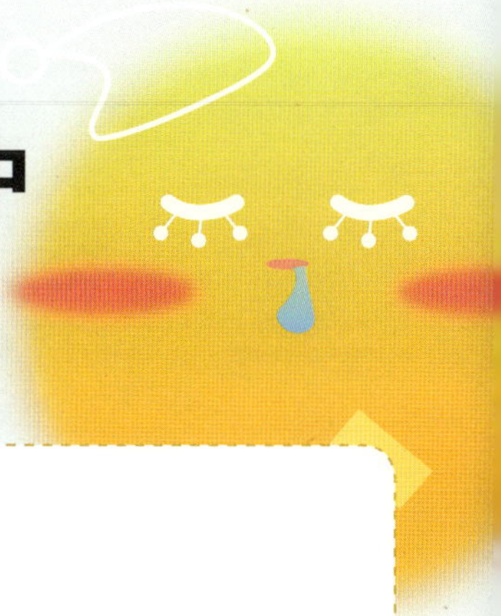

想睡睡不着? 夜里醒得早?

熬夜成瘾, 作息颠倒?

晚上运动后变亢奋?

这些都是睡眠出现 **障碍** 的表现!

2025/12/02 星期二

December

12月

02

农历十月十三 乙巳年[蛇]

十二月二日

精准了解自己目前的睡眠问题，才能更有针对性地解决。

扫码进入小程序，
进行睡眠质量评估→

2025/12/03 星期三 December

12月

03

农历十月十四 乙巳年 [蛇]

十二月三日 **国际残疾人日**

现在了解自己的「睡眠问题」了吗？

根据评估结果，给自己定一个小目标吧。

我的睡眠改善目标

1

2

3

2025/12/04 星期四 December

12 月

04

农历十月十五 乙巳年 [蛇]

十二月四日

明确的「行动规划」是达成目标的关键!

我的计划:

1. 每天在阳光下散步 ____ 分钟(参考值:15 分钟)
2. 晚上 ____ 前上床睡觉(参考值:11:00)
3. 完成一次睡眠质量评估
4. 其他计划 ______________________________

____

____

2025/12/05 星期五 December

12月

05

农历十月十六 乙巳年 [蛇]

十二月五日

你欠“睡眠债”了吗？

长期的睡眠不足会对身体和精神健康产生不良影响，尤其损害大脑功能，工作和学习的效率也会大打折扣。

偶尔熬夜就必须在第二天开始**偿还**“睡眠负债”，所以，多睡一会吧！

2025/12/06 星期六 December

12月

06

农历十月十七 乙巳年［蛇］

十二月六日

为什么要按照「昼夜节律」作息？

简单理解，昼夜节律就是生物钟！白天要干白天的事，比如工作、学习；晚上要干晚上的事，那就是睡觉休息。现代职场人白天晒不到太阳，晚上还在手机、电脑等蓝光的照射下影响了生物钟，睡眠就会出现问题。

趁周末赶紧调节一下吧！白天 **晒晒太阳**，晚上就会拥有好睡眠哦！

2025/12/07 星期天 December

12 月

07

农历十月十八 乙巳年 [蛇]

十二月七日 **大雪**

美好的一周结束啦，你开始行动了吗？
有什么收获？记录一下吧！

本周我做到了 ____________________

____

____

扫码进入小程序，
更新身体数据→

AI活力

2025/12/08 星期一 December

12月

08

农历十月十九 乙巳年［蛇］

十二月八日

改善睡眠第一步「远离电子屏幕」。

想要立即**改善睡眠**，减少晚间看电子屏幕的时间吧。因为电视、电脑、手机等电子设备发出的蓝光会让你的交感神经兴奋，影响入睡。

本周挑战 每天23点上床睡觉。

2025/12/09 星期二 December

12 月

09

农历十月二十 乙巳年 [蛇]

十二月九日

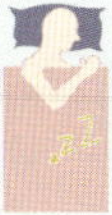

睡个好觉，头脑更聪明。

深睡眠对外显记忆很重要，它依赖大脑内的海马体形成记忆；而快速眼动睡眠对于内隐记忆更为重要，它不依赖海马体形成记忆。两种睡眠状态是记忆长期巩固的**必需条件**。长期睡不好会使记忆力减退，思维变慢。因此，别再让长期的睡眠不足侵蚀你的记忆力啦，好好睡觉吧！

2025/12/10 星期三 December

12 月

10

农历十月廿一 乙巳年 [蛇]

十二月十日

晚上「几点睡」最好？

人体具有生物钟，影响着睡眠－清醒周期。研究显示，晚上 10 ~ 11 点是入睡的**最佳时间点**，这是一天中接近人体生物钟进入睡眠阶段的时间，也是生长激素最佳分泌时间哦！

2025/12/11 星期四 December

12 月

11

农历十月廿二 乙巳年 [蛇]

十二月十一日

睡觉开夜灯合适吗?

开夜灯会影响褪黑素分泌，因为在全黑的环境中，大脑内的松果体才会分泌促眠激素褪黑素；开夜灯还会增加对睫状肌的刺激，使眼球得不到放松，导致视力下降。

睡觉时，**全黑**的环境才是最好的。

2025/12/12 星期五 December

12月

12

农历十月廿三 乙巳年 [蛇]

十二月十二日

吃什么可以促进睡眠？

通过调整饮食也可以帮助提高 **睡眠质量** 。富含钙、维生素 D、蛋白质和镁离子等营养物质的食物，可以帮助放松神经和肌肉。

为了促进睡眠，吃起来吧！

2025/12/13 星期六 December

12月

13

农历十月廿四 乙巳年 [蛇]

十二月十三日 **国家公祭日**

音乐能「助睡眠」吗？

入睡前 2 ～ 3 个小时听一些旋律优美、悦耳的古典乐曲及轻音乐，可调节失眠患者的神经系统和内分泌系统，使体内激素水平**均衡**，改善睡眠。

睡前放点音乐吧，祝周末好眠！

2025/12/14 星期天 December

12 月

14

农历十月廿五 乙巳年 [蛇]

十二月十四日

美好的一周结束啦，本周坚持做到早睡了吗？

记录一下你的收获和心得吧！

本周我做到了 ____________________

____

____

扫码进入小程序，

更新身体数据→

AI活力

2025/12/15 星期一 December

12月

15

农历十月廿六 乙巳年 [蛇]

十二月十五日 **世界强化免疫日**

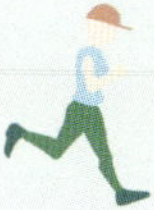

拼命运动，累了就能睡得好？

突然的大强度运动，身体会产生疲劳感和肌肉酸痛感，交感神经高度活跃，反倒会影响睡眠。

想要睡得好，就练一些让你 **感觉舒服** 的运动吧！

本周挑战 睡前做 **5～10** 分钟冥想。

2025/12/16 星期二 December

12 月

16

农历十月廿七 乙巳年 [蛇]

十二月十六日

早上运动，睡眠改善的「效果更好」。

睡眠改善的运动处方中，有氧训练和力量（抗阻）训练**在早上练**的效果更好。一是因为这两种训练的强度相对较大，晚上练会使交感神经更加活跃，反而影响睡眠。二是早晨在阳光下运动可以促进血清素分泌，帮助调理褪黑素和血清素的合理比例。

2025/12/17 星期三 December

12 月

17

农历十月廿八 乙巳年 [蛇]

十二月十七日

? 睡前能做运动吗？

睡前能不能运动的关键在于运动的强度！

对于有睡眠障碍的人群，想要改善睡眠，强度较大的有氧训练和功能训练只适合在白天练。睡前更适合柔韧训练与呼吸冥想类的温和训练，可以让身体和神经放松，让情绪快速平复，从而进入**安静平和**的睡眠状态。

2025/12/18 星期四 December

12月

18

农历十月廿九 乙巳年[蛇]

十二月十八日

“想”得对才能睡得好。

一躺在床上就会忍不住想东想西，越想越睡不着，你有这种经历吗？

想要缩短睡眠时间，睡前冥想是一个很好的方法。只需静静地坐下或躺下，集中注意力，关注呼吸，短短 **3 ~ 5 分钟的冥想** 就能让我们变得专注且平静，不仅可以改善睡眠，还能帮助缓解压力。

12月

19

农历十月三十　乙巳年［蛇］

十二月十九日

睡前冥想怎么做?

尽量选一个安静且不容易被打扰的环境，在开始前计划好时长，初学者可以从 **5分钟** 做起；选一个自己觉得舒服的姿势，呼吸时均匀、缓慢、有节奏，不要刻意憋气；想一些开心、幸福的画面或什么都不想；冥想时一定不要看手机，给自己一段安安静静的时间。

2025/12/20 星期六 December

12月

20

农历十一月初一 乙巳年［蛇］

十二月二十日

冬日晨跑，开启「美好生活」。

阳光可以刺激人体血清素的分泌。到了晚上，血清素会参与合成褪黑素，帮助我们快速入睡。

规律的晨跑还有助于调整生物钟，使身体更好地**适应自然**的昼夜变化，改善睡眠质量。

2025/12/21 星期天 December

12 月

21

农历十一月初二 乙巳年 [蛇]

十二月二十一日 **冬至**

美好的一周结束啦，本周的冥想挑战成功了吗？

记录一下你的收获和心得吧！

本周我做到了 ______________________________

____

____

扫码进入小程序，
更新身体数据→

2025/12/22 星期一 December

12 月

22

农历十一月初三 乙巳年 [蛇]

十二月二十二日

想要元气满满？睡足 7 个小时！

睡眠参与调节人体的各种生理过程，还会影响大脑的正常功能，具有**巩固记忆**的作用。每天保持至少 7 个小时睡眠，高效应对职场挑战。

本周挑战 每天睡够 **7** 个小时。

2025/12/23 星期二 December

12月

23

农历十一月初四 乙巳年［蛇］

十二月二十三日

睡不着硬躺？大可不必！

有效的睡眠时间才是我们应该关注的要点。如果躺在床上发现自己怎么也睡不着，不妨选择起来做点事情，比如看会儿书。

要知道，睡不着还躺着只会越躺越焦虑，导致失眠的**慢性化**，反而更不容易改善睡眠。

2025/12/24 星期三 December

12 月

24

农历十一月初五 乙巳年 [蛇]

十二月二十四日 **平安夜**

早晨「爬起不来」，多设几个闹钟？

设置多个闹钟，反复多睡几分钟没有太大的意义！这种断断续续的睡眠只会让头脑变得更加昏昏沉沉，甚至**扰乱生物钟**。

2025/12/25 星期四 December

12月

25

农历十一月初六 乙巳年 [蛇]

十二月二十五日 **圣诞节**

睡眠大敌——咖啡因！

睡眠不好的人一定要远离咖啡。咖啡中含有大量咖啡因，会**刺激中枢神经**在短期内提神，但也会导致夜间失眠，所以建议在下午 2 点后不要喝咖啡。此外，茶、可乐、巧克力及可可制品中也含咖啡因，睡眠不好的人也要尽量避免。

2025/12/26 星期五 December

12月

26

农历十一月初七 乙巳年[蛇]

十二月二十六日

睡前饮酒可以助眠？

这是假象！喝酒后睡着了，其实是神经被麻痹，进入了假睡状态。假睡处于浅睡阶段，虽然没有知觉意识，但肌肉、神经依然高度活跃，并没有得到休息。酒后身体没办法修复，所以到第二天，身体会感觉非常难受，因为你睡了个“**假觉**”！

2025/12/27 星期六

December

12月

27

农历十一月初八 乙巳年［蛇］

十二月二十七日

别再晚上熬夜，白天补觉啦！

睡眠是一种珍贵的资源，它无法随时支取，不能储存。

片面认为白天或周末多睡可以补回平日的睡眠不足，其实这会使平日睡眠**节律失调**，更难恢复到正常睡眠。

千万不要有侥幸心理，请珍惜每一晚的睡眠吧！

2025/12/28 星期天 December

12月

28

农历十一月初九 乙巳年 [蛇]

十二月二十八日

美好的一周结束啦，本周每天的睡眠足够了吗？

记录一下你的收获和心得吧！

本周我做到了 ____________________

____

____

扫码进入小程序，

更新身体数据→

2025/12/29　星期一　December

12 月

29

农历十一月初十　乙巳年 [蛇]

十二月二十九日

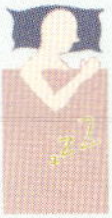

做梦会影响睡眠质量吗？

常有人说："昨晚做了一夜梦，感觉没睡好。"其实，做梦本身并不会影响睡眠质量，它只是一种在恢复脑力过程中的**自然生理反应**。

做梦一般发生在睡眠周期中的快速眼动睡眠期，有助于恢复脑力和加深内隐记忆。不过梦的内容会影响睡眠，所以睡前别看恐怖片哦！

2025/12/30 星期二 December

12月

30

农历十一月十一 乙巳年［蛇］

十二月三十日

想睡睡不着？
建立睡前「放松仪式」。

泡热水澡、听舒缓的音乐、点个薰衣草香熏或进行冥想放松，这些都有助于**放松身心**，促进更好的睡眠哦！

2025/12/31 星期三

December

12月

31

农历十一月十二 乙巳年 [蛇]

十二月三十一日

月底啦，还记得你月初立下的「Flag」吗？

你的生活方式、身心状态有什么变化？
做个小小的复盘吧！
如果已经完成小目标，恭喜你，离健康更近一步！
如果离目标还有一点距离，别灰心，2026 年再接再厉哦！

本周我做到了：

- ✓ ____________________
- ✓ ____________________
- ✓ ____________________
- ✓ ____________________

图书在版编目（CIP）数据

活力健康365 ： 2025职场行动修炼手册 / 朱娴，窦建新编著. -- 上海 ： 上海科学技术出版社，2024. 10.
ISBN 978-7-5478-6780-8

Ⅰ. R193-62

中国国家版本馆CIP数据核字第202455142N号

活力健康 365：2025 职场行动修炼手册

朱　娴　窦建新　编著

上海世纪出版（集团）有限公司
上 海 科 学 技 术 出 版 社　出版、发行
（上海市闵行区号景路 159 弄 A 座 9F-10F）
邮政编码 201101　www. sstp. cn
上海盛通时代印刷有限公司印刷
开本 787×1092　1/48　印张 16.75　插页 1
字数 315 千字
2024 年 10 月第 1 版　2024 年 10 月第 1 次印刷
ISBN 978-7-5478-6780-8/R · 3081
定价：168.00 元
